Katharina Herdener

50 Workouts Balance

Mit Balance Board, Gymnastikball und Co zu einer starken Mitte und verbesserter Koordination

riva

Bibliografische Information der Deutschen Nationalbibliothek:
Die Deutsche Nationalbibliothek verzeichnet diese Publikation in der Deutschen Nationalbibliografie. Detaillierte bibliografische Daten sind im Internet über https://dnb.de abrufbar.

Für Fragen und Anregungen
info@m-vg.de

Wichtige Hinweise
Dieses Buch ist für Lernzwecke gedacht. Es stellt keinen Ersatz für eine individuelle medizinische Beratung dar und sollte auch nicht als solcher benutzt werden. Wenn Sie medizinischen Rat einholen wollen, konsultieren Sie bitte einen qualifizierten Arzt. Der Verlag und die Autorin haften für keine nachteiligen Auswirkungen, die in einem direkten oder indirekten Zusammenhang mit den Informationen stehen, die in diesem Buch enthalten sind.

Ausschließlich zum Zweck der besseren Lesbarkeit wurde auf eine genderspezifische Schreibweise sowie eine Mehrfachbezeichnung verzichtet. Alle personenbezogenen Bezeichnungen sind somit geschlechtsneutral zu verstehen.

Originalausgabe
1. Auflage 2025

Türkenstraße 89
80799 München
Tel.: 089 651285-0

Redaktion: Susanne Schneider
Umschlaggestaltung: Manuela Amode
Bildnachweis: Illustrationen auf dem Umschlag und im Innenteil: evoletics – ein Produkt der science on field GmbH
Layout: Meike Herzog, www.alpsee-design.de
Satz: Daniel Förster, Belgern
Druck: Florjancic Tisk d.o.o., Slowenien
Printed in the EU

ISBN Print 978-3-7423-2807-6
ISBN E-Book (EPUB, Mobi) 978-3-7453-2612-3

Inhalt

Die Grundlagen des Balance-trainings

1

Gymnastikball

Ein Gymnastikball, der auch Pezziball oder Fitnessball genannt wird, ist ein vielseitiges Gerät, das effektiv in Balance- und Gleichgewichtstraining eingesetzt werden kann. Die Instabilität des Balls zwingt die Muskeln des Körpers, ständig kleine Anpassungen vorzunehmen, um das Gleichgewicht zu halten. Dies fördert die Stabilisierung der Kernmuskulatur, verbessert die Körperhaltung und stärkt die Tiefenmuskulatur. Der Gymnastikball lässt sich von einfachen Übungen, wie dem Sitzen auf dem Ball, bis hin zu herausfordernden Gleichgewichtsübungen, wie dem freihändigen Knien auf dem Ball, vielseitig einsetzen.

Instabile Untergründe

Der Einsatz instabiler Untergründe im Gleichgewichtstraining ist eine äußerst effektive Methode, um die Stabilität, Koordination und Körperwahrnehmung zu verbessern. Instabile Untergründe fordern den Körper auf eine Weise heraus, die mit stabilen Untergründen nicht erreicht werden kann. Instabile Untergründe zwingen den Körper, mehr Muskelgruppen gleichzeitig zu aktivieren, insbesondere die tiefer liegenden Muskeln, die für die Stabilisierung des Körpers verantwortlich sind. Das Training auf instabilen Untergründen verbessert das kinästhetische Bewusstsein und stärkt die Stabilität der gelenkumgebenden Strukturen. Der Fitnessgerätemarkt bietet eine Vielzahl an Optionen. In den Workouts werden drei verschiedene Gerätetypen eingesetzt:

- **Balance Pad, auch Balancekissen genannt:** Diese Art von Kissen besteht aus einem weichen, schaumstoffartigen Material. Entweder wird das Stehen auf einer solchen Unterlage trainiert oder es werden unterschiedliche Übungen darauf ausgeführt, um das Gleichgewicht zu verbessern. Alternativ kann auch auf einem gewöhnlichen Kissen oder einer zusammengerollten Gymnastikmatte trainiert werden.
- **Bosu-Ball:** Der halbkugelförmige Ball besitzt eine feste Unterseite, die entweder plan auf dem Boden steht oder umgedreht mit der flachen Seite nach oben zeigend für Gleichgewichtsübungen genutzt werden kann. Kniebeugen können beispielsweise sowohl mit der flachen als auch mit der runden Seite nach unten trainiert werden; in beiden Fällen wird ein instabiler Untergrund erzeugt.
- **Balance Board:** Das Brett auf einer Halbkugel oder einem Zylinder, das hin und her schaukelt, eignet sich hervorragend für das Training des Gleichgewichts und der Stabilität.

Faszienrolle

Die Faszienrolle, die manchmal auch als Foam Roller bezeichnet wird, ist ein vielseitiges Trainingsgerät, das in der Regel für die Selbstmassage und das Lösen von Muskelverspannungen genutzt wird. Darüber hinaus kann sie auch effektiv im Gleichgewichtstraining eingesetzt werden. Stützübungen, beispielsweise mit den Händen auf der instabilen Rolle, ergeben so ein hervorragendes Gleichgewichtstraining.

1

Was ist Balance?

Im sportwissenschaftlichen Kontext wird die Fähigkeit eines Menschen, im Alltag wie auch im Sport das Gleichgewicht zu halten, als »Balance« bezeichnet. Diese grundlegende motorische Fähigkeit ermöglicht es dem Körper, sowohl in statischen Haltungen als auch in Bewegung sicher zu navigieren, ohne das Gleichgewicht zu verlieren. Balance spielt in vielen Alltagssituationen eine entscheidende Rolle: Beim Gehen auf unebenen Oberflächen wie Pflastersteinen oder einem Waldweg ist der Körper ständig damit beschäftigt, sich an seine Umgebung anzupassen, um das Gleichgewicht zu halten. Beim Treppensteigen ist der Körper immer bestrebt, aktiv im Gleichgewicht zu bleiben, um die Stufen mit sicheren Schritten zu nehmen. Jeder von uns hat sicher schon einmal in einem fahrenden Bus oder Zug gestanden und gespürt, wie der Körper ständig versucht, durch kleine Korrekturen bei der Gewichtsverteilung auf beiden Füßen den Fahrzeugbewegungen standzuhalten, um nicht umzufallen. Darüber hinaus fordern viele sportliche Aktivitäten den Gleichgewichtssinn heraus: Beim Laufen, Springen oder bei komplexen Bewegungen in Sportarten wie Gymnastik, Surfen oder Skifahren ist es entscheidend, dass sich der Körper immer wieder neu ausbalanciert, um sicher und effektiv durch alle Situationen zu manövrieren.

Teamwork von Nervensystem, Gehirn und Bewegungsapparat

Balancetraining ist äußerst effektiv und beinhaltet das gezielte Training des Gleichgewichtssinns und der Stabilität des Körpers. Dabei kann es vielfältig gestaltet werden. Beteiligt sind daran Muskulatur, Nervensystems und Gehirn, die auf komplexe und intelligente Weise miteinander agieren. Die Muskulatur, insbesondere die Rumpf- und die Beinmuskulatur, spielt eine entscheidende Rolle bei der Stabilisation des Körpers. Bei Balanceübungen wie dem Einbeinstand oder dem Balancieren auf einer instabilen Unterlage passen sich die Muskeln ständig durch Minibewegungen an, um das Gleichgewicht zu halten. Wer diese Fähigkeit regelmäßig trainiert, kräftigt nicht nur die Muskulatur, sondern trainiert sie auch effizienter, um schneller zu reagieren, wenn zum Beispiel der Boden in der Natur uneben ist und man Gefahr läuft zu stolpern – der Körper fängt sich rasch und gerät nicht ins Straucheln.

Die grundlegende Aufgabe des Nervensystems besteht darin, Signale des Körpers zu empfangen und weiterzuleiten. Das Ganze startet im Gehirn: Das Nervensystem nimmt Informationen von den Rezeptoren der Haut, Muskeln, Sehnen und Bänder auf und schickt diese Signale an das Gehirn. Dieser Vorgang wird als **Input** bezeichnet. Im Gehirn werden die sensorischen Informationen integriert, **verarbeitet** und interpretiert. Danach wird ein Ergebnis erzeugt, das sich zum Beispiel in einer motorischen Reaktion äußert, wie dem Zurückziehen der Hand, wenn sie der heißen Herdplatte zu nahe kommt. Dieser Vorgang wird als **Output** bezeichnet. Dieses System aus Input, Verarbeitung und Output sorgt dafür, dass der Körper in Echtzeit auf Veränderungen der Positionierung im Raum reagiert und das Gleichgewicht wiederherstellt.

Beim Balancetraining wird das Nervensystem also darauf trainiert, schneller und präziser auf Gleichgewichtsstörungen zu reagieren. Im Zuge dieses Trainings steigert und verfeinert sich die Sensibilität der Rezeptoren in den Gelenken, was zu einer besseren Körperwahrnehmung führt. Das Gehirn, insbesondere das Kleinhirn, spielt schließlich eine zentrale Rolle bei der Koordination und Feinabstimmung der Bewegungen. Es verarbeitet die Informationen, die ihm von den Sinnesorganen und dem Nervensystem weitergeleitet werden, und sendet Signale an die Muskeln, um die notwendige Anpassung vorzunehmen. Durch Balancetraining wird die Fähigkeit des Gehirns gesteigert, diese Informationen schneller und effektiver zu verarbeiten, was wiederum zu einer besseren Koordination führt und den Menschen bei drohendem Gleichgewichtsverlust schneller reagieren lässt.

Die drei Systeme Muskulatur, Nervensystem und Gehirn arbeiten also eng zusammen, um den Körper stabil zu halten. Wenn wir zum Beispiel auf einem instabilen Untergrund stehen, registrieren die Rezeptoren in den Gelenken eine Veränderung der Körperposition. Diese Information wird über das Nervensystem an das Gehirn weitergeleitet, das dann Signale an die Muskeln sendet, um den Körper neu auszurichten. Diese Rückkopplungsschleife ermöglicht es dem Körper, Gleichgewichtsstörungen schnell zu korrigieren und das Gleichgewicht zu halten.

Durch regelmäßiges Training dieser Systeme verbessern sich die allgemeine Stabilität und Beweglichkeit, was nicht nur für sportliche Leistungen, sondern auch im Alltag von großem Nutzen ist.

Wie Faszien für Stabilität, Wahrnehmung und Bewegungskontrolle sorgen

Das Fasziengewebe spielt beim Gleichgewichtstraining ebenso eine wichtige Rolle, weil es eine zentrale Funktion für die Stabilität, Bewegung und Körperwahrnehmung innehat.

- **Fasziale Spannung, Verbindung und Stabilität:** Faszien – Bindegewebe, das hauptsächlich aus kollagenen, also aus Protein bestehenden Fasern gebildet wird – sind an der Aufrechterhaltung der Spannung und Stabilität des Körpers beteiligt. Gut trainierte Faszien verbessern die Körperhaltung und beeinflussen somit das Gleichgewicht positiv. Faszien umhüllen und verbinden alle Muskeln, Knochen und Organe. Sie schaffen ein Netzwerk, das den Körper strukturell stabilisiert. Beim Gleichgewichtstraining müssen verschiedene Muskelgruppen gut koordiniert und stabilisiert werden, was durch das Fasziennetz unterstützt wird.

- **Propriozeption:** Faszien enthalten viele Mechanorezeptoren. Das sind Sinneszellen, die jeden mechanischen Reiz, sei es Druck, Vibration oder Bewegung, in eine Nervenerregung umwandeln. Sie sind für die Propriozeption – die Eigenwahrnehmung des Körpers im Raum – wichtig. Ein gut entwickeltes fasziales System kann das propriozeptive Feedback verbessern, was essenziell für das Gleichgewicht ist.
- **Beweglichkeit und Flexibilität:** Für einen guten Gleichgewichtssinn spielt es eine entscheidende Rolle, wie beweglich und flexibel der Körper ist. Faszien, die durch regelmäßiges Training elastisch und geschmeidig gehalten werden, unterstützen eine bessere Beweglichkeit und damit ein besseres Gleichgewicht.
- **Koordination:** Gleichgewichtstraining verbessert die neuromuskuläre Koordination. Faszien spielen eine Rolle bei der Koordination der Muskelarbeit, indem sie die Kräfte im Körper übertragen und verteilen. Ein gut trainiertes fasziales System kann die Effizienz der Muskelkoordination deutlich erhöhen.

Worauf ein gut trainierter Gleichgewichtssinn Einfluss hat

Balancetraining ist aus unterschiedlichen Gründen wichtig, da es sowohl die körperliche Gesundheit und somit die Lebensqualität als auch die sportliche Leistungsfähigkeit betrifft. Im Folgenden werden ein paar wesentliche Gründe dafür genannt.

Verbesserung der Körperhaltung und Stabilität

- **Körperhaltung:** Gleichgewichts- und Stabilitätsübungen stärken die Tiefenmuskulatur und tragen dazu bei, eine bessere Körperhaltung zu bewahren, was wiederum Rückenschmerzen und andere Haltungsprobleme vermindert.
- **Stabilität:** Eine gute Balance verbessert die allgemeine Stabilität des Körpers, was für Alltagsbewegungen und sportliche Aktivitäten von Vorteil ist.

Stärkung der Tiefenmuskulatur

- **Rumpfmuskulatur:** Viele Übungen zielen auf die Stärkung der Rumpfmuskulatur ab, einschließlich Bauch-, Rücken- und Hüftmuskulatur.
- **Unterschenkel und Fußmuskulatur:** Übungen, die das Gleichgewicht fordern, stärken auch die Muskeln in den Unterschenkeln und Füßen. Dadurch wird die allgemeine Stabilität sowie die Beinachsenstabilität verbessert.

Förderung der Beweglichkeit und Koordination

- **Beweglichkeit:** Übungen zur Verbesserung des Gleichgewichts fördern die Flexibilität und Mobilität der Gelenke.
- **Koordination:** Balancetraining schult die Fähigkeit des Körpers, verschiedene Muskelgruppen gleichzeitig zu koordinieren und das Zusammenspiel zwischen Gehirn und Muskulatur zu optimieren, was sich in Alltag und Sport gleichermaßen positiv auswirkt.

Förderung der kognitiven Fähigkeiten

- **Konzentration:** Balancetraining erfordert Aufmerksamkeit und Konzentration, was den geistigen Fokus trainiert.
- **Propriozeption:** Das Training verbessert die propriozeptiven Fähigkeiten, also das Bewusstsein für die Position und Bewegung des Körpers im Raum.

Steigerung der sportlichen Leistung

- **Sportliche Aktivitäten:** Ein gut ausgebildeter Gleichgewichtssinn ist für viele Sportarten von entscheidender Bedeutung, da die Fähigkeit, das Gleichgewicht halten zu können, die Kontrolle und Präzision von Bewegungen verbessert.
- **Leistungssteigerung:** Athleten profitieren von einer besseren Balance durch effizientere und kraftvollere Bewegungen.

Alltägliche Aktivitäten

- **Tägliche Aufgaben:** Balancetraining verbessert Alltagsaktivitäten wie Gehen, Treppensteigen, das Tragen von Gegenständen oder Fahrradfahren.
- **Unabhängigkeit:** Insbesondere ältere Menschen können durch ein besseres Gleichgewicht länger ihre Unabhängigkeit bewahren.

Verhinderung von Stürzen und Verletzungen

- **Sturzprophylaxe:** Das Gleichgewicht auch in herausfordernden Situationen halten zu können, hilft, das Sturzrisiko zu reduzieren, insbesondere bei Senioren, die anfälliger für Stürze und daraus resultierende Verletzungen sind.
- **Verletzungsprävention:** Starke und stabile Muskeln, die durch Balancetraining geschult werden, tragen dazu bei, Verletzungen vorzubeugen, die durch Unsicherheiten im Bewegungsablauf entstehen können.

Warum jeder von Balancetraining profitiert

Balancetraining ist für nahezu alle Menschen geeignet, unabhängig von Alter, Fitnesslevel oder sportlichem Hintergrund. Es ist universell einsetzbar und kann an die individuellen Bedürfnisse und Fähigkeiten jeder Person angepasst werden. Es bietet sowohl präventive als auch rehabilitative Vorteile und kann in nahezu jedes Fitnessprogramm integriert werden. Hier einige Beispiele für Zielgruppen, die besonders davon profitieren:

- Für **ältere Menschen** ist ein Balancetraining zur Sturzprophylaxe besonders sinnvoll, denn mit zunehmendem Alter nimmt die Balancefähigkeit ab, was das Sturzrisiko erhöht. Balancetraining stärkt die Muskulatur, verbessert die Stabilität und reduziert das Risiko für Stürze erheblich.
- **Sportler und Athleten** können ihre Leistung steigern, denn in vielen Sportarten ist eine gute Balance entscheidend für die Ausführung komplexer Bewegungen, die Stabilität während der Aktivität und die Reaktionsfähigkeit in unvorhersehbaren Situationen. Darüber hinaus kann ein gut ausgeprägtes Gleichgewichtsvermögen das Risiko von Verletzungen, insbesondere in den Knie- und Sprunggelenken, deutlich verringern. Im Buch finden sich deshalb verschiedene Workouts zu spezifischen Sportarten.
- In der **Rehabilitation** unterstützt Balancetraining das Wiedererlangen der Körperkontrolle. Nach Verletzungen oder Operationen kann Balancetraining helfen, die neuromuskuläre Kontrolle wiederherzustellen und den Körper auf die Anforderungen im Alltag vorzubereiten.

Wie Balance trainiert werden kann

Balancetraining ist äußerst vielfältig und kann auf viele verschiedene Arten durchgeführt werden, um unterschiedliche Aspekte von Gleichgewicht, Koordination und Stabilität zu verbessern. In den Workouts werden verschiedene Trainingsmethoden und Trainingsgeräte genutzt.

Trainingsmethoden für mehr Standfestigkeit

Balancetraining kann sehr facettenreich sein und lässt keine Langeweile aufkommen. Im Allgemeinen kann man zwischen den folgenden Trainingsmethoden unterscheiden:

- **Übungen im Einbeinstand:** Hierzu zählen beispielsweise das Stehen auf einem Bein oder das Gehen auf einer Linie. Hier kann mit kurzen Intervallen begonnen werden, die langsam erhöht werden. Um die Schwierigkeit zu steigern, können die Augen geschlossen und/oder die Arme oder Beine frei bewegt werden.
- **Instabile Untergründe:** Übungen mit Geräten wie Balance Boards und Pads, Wackelbrettern und Gymnastikbällen fordern den Körper heraus, das Gleichgewicht ständig anzupassen.

- **Dynamische Bewegungen:** Bewegung und Gleichgewicht können mit Übungskombinationen wie Ausfallschritt und Kniebeuge trainiert werden. Diese dynamischen Bewegungen verbessern die Koordination und die Reaktionsfähigkeit der Muskeln. Dabei werden große Muskelgruppen angesprochen, wodurch die Effektivität und Intensität des Trainings gesteigert werden.
- **Plyometrisches Training:** Diese Methode, auch als »Sprungkrafttraining« bekannt, besteht aus Übungen, die schnelle und kraftvolle Bewegungen wie Sprünge und explosive Kraftentfaltung beinhalten. Das Ziel ist, Muskelkraft und -geschwindigkeit zu erhöhen, das beispielsweise mit Sprüngen auf eine Box und durch Wechselsprünge erreicht wird.
- **Yoga und Pilates:** Diese Trainingsformen beinhalten viele Übungen, die das Gleichgewicht fördern und die Tiefenmuskulatur kräftigen – ganz ohne Geräte.

Die besonderen Vorteile des Plyometrietrainings

Sprungkrafttraining ist eine äußerst effektive Methode, um Explosivkraft, Schnelligkeit und Koordination zu verbessern. In Kombination mit Balancetraining wird es noch anspruchsvoller, da es zusätzlich die Stabilität und das Gleichgewicht fordert, beispielsweise durch einbeinige Sprünge auf eine Box, die in Workout 40 (Seite 98/99) auf dem Plan stehen. Die Box bietet eine stabile Plattform, die in verschiedenen Höhen erhältlich ist, um das Training an die individuelle Fitness und das gewünschte Intensitätsniveau anzupassen. Zu Beginn kann mit einer niedrigen Stufe gearbeitet werden. Wer damit gut zurechtkommt, trainiert mit höheren Plattformen. Wichtig ist, auf die Stabilität der Box zu achten, sodass beidbeinige oder einbeinige Sprünge vom Boden auf die Box ausgeführt werden können.

Geräte für mehr Abwechslung und größere Trainingseffekte

Die gute Nachricht vorweg: Für ein sinnvolles Balancetraining bedarf es nicht zwingend zusätzlicher Trainingsgeräte. Mit dem Einsatz von Kleingeräten kann das Training aber abwechslungsreicher, vielfältiger und deswegen langfristig effektiver gestaltet werden. Darüber hinaus hat mit ziemlicher Sicherheit jeder das eine oder andere Zusatzequipment sowieso zu Hause. Außerdem findet sich eine große Bandbreite an Kleingeräten beispielsweise in fast jedem Fitnessstudio. Wer sich seinen eigenen Trainingsraum einrichten möchte: Die Anschaffungskosten halten sich in Grenzen und das eine oder andere Zusatzgerät lässt sich auch durch Haushaltsgegenstände ersetzen.

Gymnastikball

Ein Gymnastikball, der auch Pezziball oder Fitnessball genannt wird, ist ein vielseitiges Gerät, das effektiv in Balance- und Gleichgewichtstraining eingesetzt werden kann. Die Instabilität des Balls zwingt die Muskeln des Körpers, ständig kleine Anpassungen vorzunehmen, um das Gleichgewicht zu halten. Dies fördert die Stabilisierung der Kernmuskulatur, verbessert die Körperhaltung und stärkt die Tiefenmuskulatur. Der Gymnastikball lässt sich von einfachen Übungen, wie dem Sitzen auf dem Ball, bis hin zu herausfordernden Gleichgewichtsübungen, wie dem freihändigen Knien auf dem Ball, vielseitig einsetzen.

Instabile Untergründe

Der Einsatz instabiler Untergründe im Gleichgewichtstraining ist eine äußerst effektive Methode, um die Stabilität, Koordination und Körperwahrnehmung zu verbessern. Instabile Untergründe fordern den Körper auf eine Weise heraus, die mit stabilen Untergründen nicht erreicht werden kann. Instabile Untergründe zwingen den Körper, mehr Muskelgruppen gleichzeitig zu aktivieren, insbesondere die tiefer liegenden Muskeln, die für die Stabilisierung des Körpers verantwortlich sind. Das Training auf instabilen Untergründen verbessert das kinästhetische Bewusstsein und stärkt die Stabilität der gelenkumgebenden Strukturen. Der Fitnessgerätemarkt bietet eine Vielzahl an Optionen. In den Workouts werden drei verschiedene Gerätetypen eingesetzt:

- **Balance Pad, auch Balancekissen genannt:** Diese Art von Kissen besteht aus einem weichen, schaumstoffartigen Material. Entweder wird das Stehen auf einer solchen Unterlage trainiert oder es werden unterschiedliche Übungen darauf ausgeführt, um das Gleichgewicht zu verbessern. Alternativ kann auch auf einem gewöhnlichen Kissen oder einer zusammengerollten Gymnastikmatte trainiert werden.
- **Bosu-Ball:** Der halbkugelförmige Ball besitzt eine feste Unterseite, die entweder plan auf dem Boden steht oder umgedreht mit der flachen Seite nach oben zeigend für Gleichgewichtsübungen genutzt werden kann. Kniebeugen können beispielsweise sowohl mit der flachen als auch mit der runden Seite nach unten trainiert werden; in beiden Fällen wird ein instabiler Untergrund erzeugt.
- **Balance Board:** Das Brett auf einer Halbkugel oder einem Zylinder, das hin und her schaukelt, eignet sich hervorragend für das Training des Gleichgewichts und der Stabilität.

Faszienrolle

Die Faszienrolle, die manchmal auch als Foam Roller bezeichnet wird, ist ein vielseitiges Trainingsgerät, das in der Regel für die Selbstmassage und das Lösen von Muskelverspannungen genutzt wird. Darüber hinaus kann sie auch effektiv im Gleichgewichtstraining eingesetzt werden. Stützübungen, beispielsweise mit den Händen auf der instabilen Rolle, ergeben so ein hervorragendes Gleichgewichtstraining.

Langfristig effektiv trainieren

»Gut Ding will Weile haben« lautet ein Sprichwort. Mit den folgenden vier Tipps ist nicht nur ein kurzfristiger Erfolg des Balancetrainings garantiert, sie sorgen vielmehr auch für einen langfristigen Effekt, der dauerhaft anhält.

- **Regelmäßigkeit:** Regelmäßiges Training ist der Schlüssel zum Erfolg, am besten täglich oder mindestens dreimal pro Woche. Balanceübungen sollten in die wöchentliche Trainingsroutine und in den Alltag integriert werden, um nachhaltige Ergebnisse zu erzielen. Ein einfaches Beispiel ist das Zähneputzen auf einem Bein oder im Zehenstand.
- **Steigerung der Schwierigkeit:** Mit der Verwendung von instabilen Untergründen oder dem Schließen der Augen werden die Übungen herausfordernder.
- **Kombination von Übungen:** Es empfiehlt sich, mehrere Übungen direkt hintereinander auszuführen, um verschiedene Muskelgruppen und Aspekte des Gleichgewichts zu trainieren. Dazu dienen die verschiedenen Themenschwerpunkte der Workouts.
- **Geduld:** Fortschritte im Gleichgewichtstraining brauchen Zeit. Geduldig zu bleiben und konsequent zu trainieren zahlt sich in jedem Fall aus.

Risikofrei trainieren mit ausreichend Platz und intelligenter Workout-Auswahl

Die Trainingsumgebung sollte sich immer sicher anfühlen. Das bedeutet unter anderem ausreichend Platz für die Übungen schaffen und eventuell störende Gegenstände aus dem Weg räumen, damit im Fall eines Sturzes keine Verletzungsgefahr besteht.

Zu Beginn empfiehlt es sich, mit Unterstützung zu trainieren, wie zum Beispiel an einer freien Wand oder auf einem stabilen Stuhl. Der Schwierigkeitsgrad und damit die Herausforderung kann schrittweise gesteigert werden. Wenn ein Trainingspartner zur Verfügung steht, kann dieser ebenfalls unterstützen, zum Beispiel indem er bei Gleichgewichtsübungen im Stehen dem Trainierenden eine Hand oder beide Hände reicht.

Alle 50 Workouts sind mit einem Schwierigkeitsgrad von 1 (Einsteiger) über 2 (Fortgeschrittene) bis 3 (Profis) gekennzeichnet. Es sollten zuerst die einfacheren Workouts absolviert werden. Erst wenn diese gut bewältigt werden, kann zu den intensiveren Trainings übergegangen werden.

Abwechslung durch verschiedene Übungskategorien

Die detailliert beschriebenen und illustrierten Übungen in Kapitel 3 ab Seite 122 sind in verschiedene Kategorien eingeteilt – je nach Fokus und Zielsetzung. So können später auch individuelle Trainingspläne erstellt werden.

- **Bodyweight-Übungen:** Diese Übungen werden nur mit dem eigenen Körpergewicht ausgeführt und bauen Kraft in der stabilisierenden Muskulatur auf.
- **Übungen mit dem Gymnastikball:** Der Gymnastikball ist aufgrund seiner Instabilität hervorragend dazu geeignet, Gleichgewicht und Koordination herauszufordern.
- **Koordination und sanfte Kraft:** Einfache Übungen im Stehen im Zweibein- und im Einbeinstand mit dem Fokus auf einer sanften Stabilisierung schulen die Koordination, das Gleichgewicht und dienen außerdem einer sanften Kräftigung.
- **Sprungkraftübungen:** Diese Übungen kombinieren explosive Bewegungen mit einem Fokus auf Stabilität und Kontrolle bei gleichzeitiger Verbesserung der Balance.
- **Übungen auf instabilen Untergründen:** Balancetraining auf instabilem Untergrund ist eine effektive Methode, um die propriozeptiven Fähigkeiten, die muskuläre Koordination und das Gleichgewicht zu verbessern. In den Workouts sind Übungen mit dem Balance Pad, dem Bosu-Ball und dem Balance Board zu finden.
- **Balanceübungen aus dem Yoga und Pilates:** Yoga und Pilates sorgen für ein besonders effektives und abwechslungsreiches Balancetraining, da sie die Körperwahrnehmung schulen, die Rumpfmuskulatur aktivieren und häufig Ganzkörperübungen beinhalten und damit für mehr Stabilität sorgen.

Wie die Workouts aufgebaut sind

Der Aufbau einer Trainingseinheit folgt einer klaren Struktur, um optimale Ergebnisse zu erzielen und Verletzungen zu vermeiden. Die Workouts sind übersichtlich dargestellt, sodass der Schwerpunkt, der Ablauf und die Übungen auf einen Blick zu erkennen sind. Jedes Workout hat einen Titel, der das Thema beschreibt und die Zielgruppe anspricht. Des Weiteren sind der Schwierigkeitsgrad (1 = leicht, 2 = mittel, 3 = schwierig), der Trainingsschwerpunkt, die Anzahl der Runden, die Trainingsdauer und die benötigten Trainingsgeräte zu finden.

In der Workout-Tabelle sind alle Übungen in der Reihenfolge aufgelistet, in der sie durchgeführt werden. Wie oft eine Übung wiederholt oder wie lange eine Position gehalten wird, ist in der Spalte mit den Angaben zu Wiederholungszahl und Belastungszeit angegeben. Bei allen Übungen, bei denen es sinnvoll ist, die Wiederholungen zu zählen, ist eine Wiederholungszahl angegeben. Werden Körperseiten oder -teile, beispielsweise Arme und Beine, separat voneinander trainiert, gilt die Wiederholungszahl nur für eine Seite. Beispielsweise wird der seitliche Ausfallschritt zunächst

15-mal zur rechten Seite mit dem rechten Bein, anschließend mit der gleichen Wiederholungszahl zur linken Seite mit dem linken Bein ausgeführt. Bei manchen Übungen, wie beispielsweise den statischen Stützpositionen, ist es sinnvoller, sich an der Belastungszeit statt an der Wiederholungszahl zu orientieren. Diese ist in Sekunden angegeben. Auch hier gilt die Angabe je Körperseite, wenn eine Position auf beiden Seiten gehalten wird, wie beispielsweise bei dem Seitstütz. Um sich nach jeder Übung beziehungsweise nach der Ausführung zu einer Körperseite kurz erholen zu können, ist bei jedem Workout eine Pausenzeit angegeben. Diese ergibt sich häufig von allein, wenn beispielsweise die Ausgangsposition für die nächste Übung geändert wird.

In einem umfassenden Workout ist es außerdem entscheidend, in welcher Reihenfolge und Struktur die Übungen ausgeführt werden. Im klassischen Krafttraining spricht man dabei von Sätzen. Ein Satz entspricht der Übungsausführung mit der angegebenen Wiederholungszahl – gegebenenfalls mit jeder Körperseite einmal, je nachdem, ob eine Übung zu beiden Seiten ausgeführt wird. Je nach Trainingsziel werden dann zwei oder drei Sätze trainiert.

Die Übungen werden nach dem Zirkelprinzip durchgeführt. Das bedeutet, dass jede Übung einmal entsprechend der Angabe zur Wiederholungszahl oder Belastungszeit ausgeführt wird. Anschließend folgt die nächste Übung. Die Übungen sind in der Tabelle durchnummeriert. Wenn alle Übungen einmal absolviert wurden, ist ein Zirkel abgeschlossen und es wird wieder mit Übung 1 gestartet.

Zu guter Letzt kann durch die Angabe des Seitenverweises für Kapitel 3 in der letzten Spalte der Tabelle jederzeit die Übungsausführung nachgelesen werden.

Rund um die Trainingsgestaltung

Die Workouts können sowohl als eigenständige Trainingseinheiten bestehen als auch als ergänzende Einheiten zu Trainings anderer Sportarten dienen. Ein Beispiel: Workout 44 mit dem Fokus auf Regeneration für Sportler eignet sich hervorragend, um nach einer intensiven Trainingseinheit den Körper mit einfachen Gleichgewichtsübungen in einen ruhigen und ausgeglichenen Modus zu begleiten.

Die Workouts sind teilweise umfangreich und teilweise sehr intensiv, sodass sie den Körper stark herausfordern. Diese sind besonders dazu geeignet, als eigene Trainingseinheit absolviert zu werden. Sollte nach einer kraftbetonten Einheit ein leichter Muskelkater zu spüren sein, empfiehlt es sich, ein bis zwei Tage zu pausieren. Sanfte Trainingseinheiten oder Workouts mit unterschiedlichen Schwerpunkten können hingegen täglich ausgeführt werden.

Pflicht vor jedem Training: Aufwärmen!

Wer ein Balancetraining im Anschluss an eine Sporteinheit durchführt, ist bereits aufgewärmt. Hier ist ein extra Warm-up nicht zwingend notwendig. Wer das Workout als eigenständige Trainingseinheit durchführt, sollte 5 bis 10 Minuten zusätzliche Zeit einplanen, um den Körper auf das Training vorzubereiten. Das Warm-up steigert die Durchblutung, aktiviert die Muskulatur und verbessert die Beweglichkeit, indem die Gelenke aktiviert werden. Zudem hilft ein gezieltes Aufwärmprogramm, das zentrale Nervensystem auf die Balanceanforderungen einzustellen, wodurch die Körperwahrnehmung und die Reaktionsfähigkeit geschärft werden. So kann das Verletzungsrisiko verringert und die Leistungsfähigkeit, die bei Gleichgewichtsübungen gefordert ist, effektiv gesteigert werden.

Die folgenden drei Übungen erwärmen den gesamten Körper. Jede Übung wird 1 bis 2 Minuten durchgeführt. Das Seilspringen ist optional. Wenn das Hüpfen zu intensiv ist, besteht das Aufwärmprogramm aus den Übungen 1 und 2.

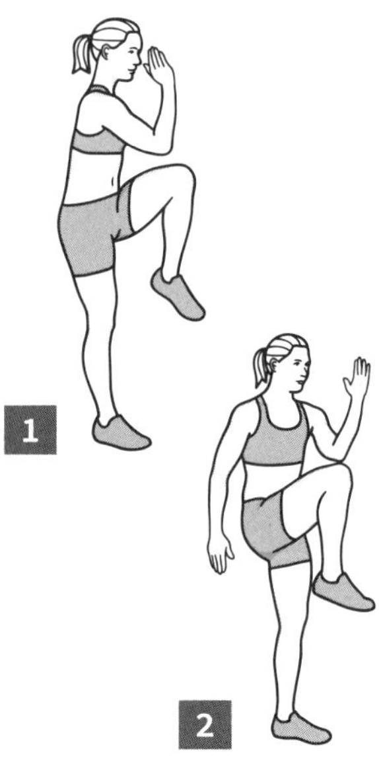

Kreuzkoordination im Stehen

1. In einem aufrechten, schulterbreiten Stand beginnen. Die Arme anwinkeln. Das rechte Knie anheben. Gleichzeitig den entgegengesetzten linken Arm angewinkelt nach vorn ziehen und das rechte Knie kurz mit dem linken Ellbogen berühren.
2. Den rechten Fuß auf den Boden stellen und das linke Knie anheben, gleichzeitig nun den rechten Arm angewinkelt nach vorn ziehen und mit dem rechten Ellbogen das linke Knie berühren. Im zügigen Wechsel fortfahren.

Gehen mit Armkreisen

1. Auf der Stelle gehen oder gehend fortbewegen. Dabei die Knie weit nach oben anheben. Mit den Armen große Kreise beschreiben. Dabei die Arme zunächst über vorn nach oben anheben.
2. Die Arme weiter nach hinten kreisen und zu beiden Seiten öffnen. Die Arme senken und der Armkreis beginnt von Neuem.

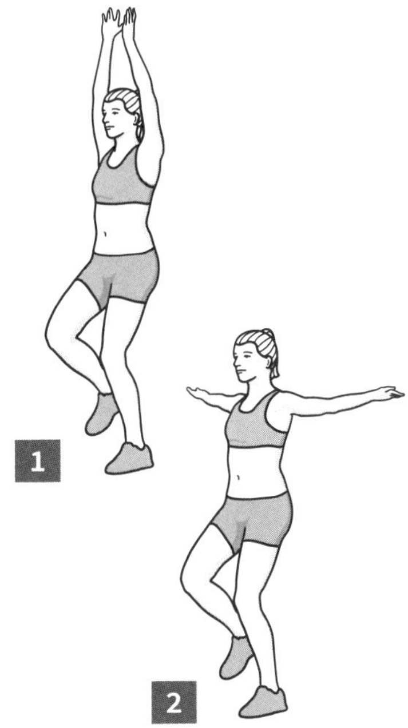

Seilspringen

Im aufrechten, hüftbreiten Stand das Seil an den Enden greifen und die Arme leicht angewinkelt zu beiden Seiten führen. Das Seil befindet sich hinter dem Körper und reicht bis zu den Fersen. Das Seil von hinten nach vorn kreisend ins Schwingen bringen und mit kleinen, sanften Hüpfern über das Seil springen.

Tipp: Wer kein Seil zur Hand hat, kann die Bewegung des Seilhüpfens auch ohne Seil nachahmen.

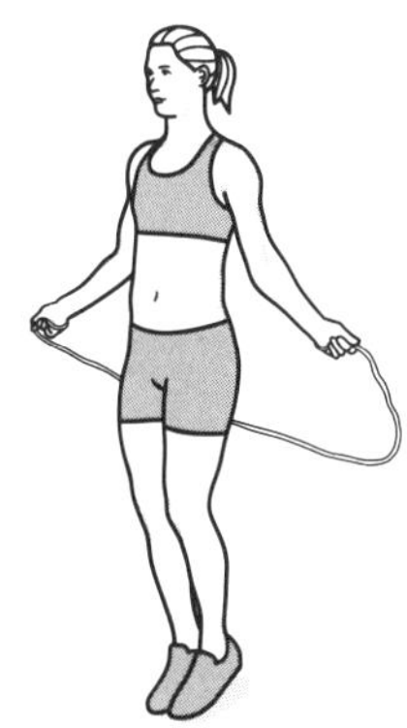

Die Workouts

2

1 Basisübungen für eine gute Balance

1 2 3

Trainingsschwerpunkt: Ganzkörperstabilität, Beinachsenstabilität
Zirkelrunden: 2
Trainingsdauer: 25 Minuten

	Übung	Wiederholungen/ Belastungszeit	Pause in Sek.	Seiten-wechsel	Intensität	Seite
1	Zehen-Fersen-Stand	15 Wdh.	20		1	130
2	Standwaage mit zur Seite gestreckten Armen	30 Sek.	20	×	1	130
3	Diagonales Knie-Arm-Zusammenführen im Stand	10 Wdh.	20	×	1	131
4	Einbeinige Brücke	10 Wdh.	20	×	1	126
5	Zweipunkt-vierfüßlerstand	30 Sek.	20	×	1	122
6	Kniender Seitstütz mit Beinheben	10 Wdh.	20	×	1	125

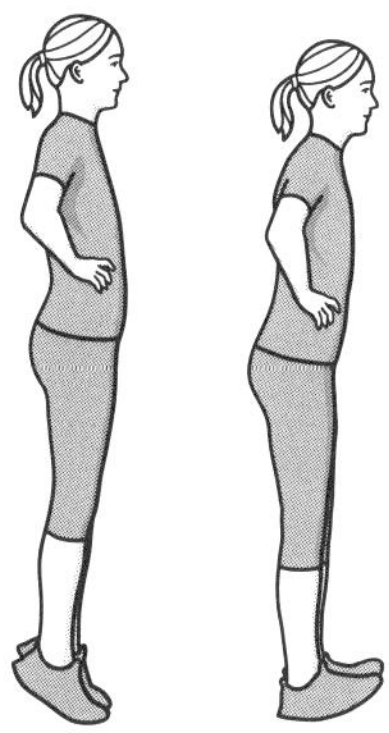

1 Zehen-Fersen-Stand

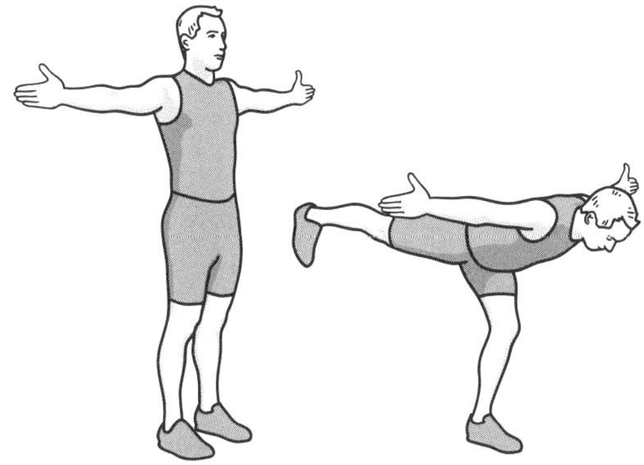

2 Standwaage mit zur Seite gestreckten Armen

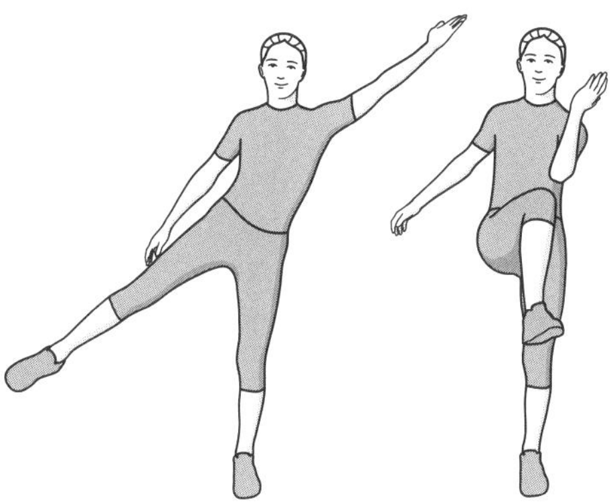

3 Diagonales Knie-Arm-Zusammenführen im Stand

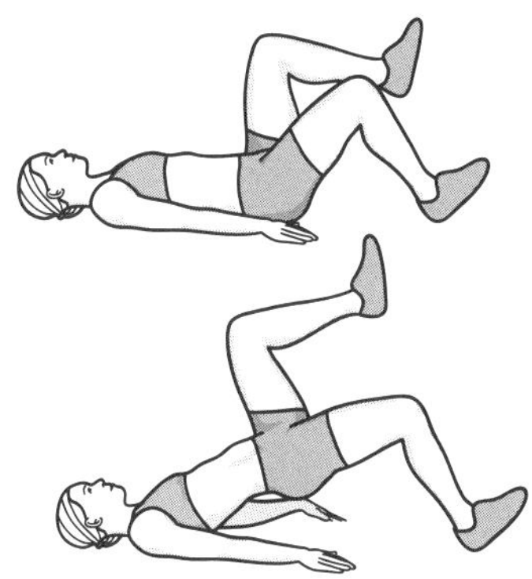

4 Einbeinige Brücke

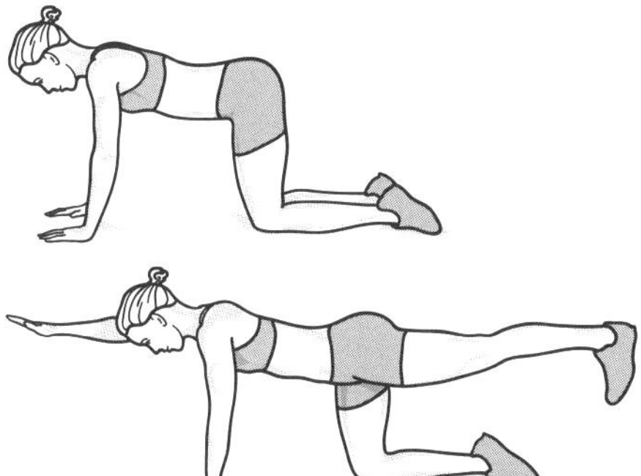

5 Zweipunktvierfüßlerstand

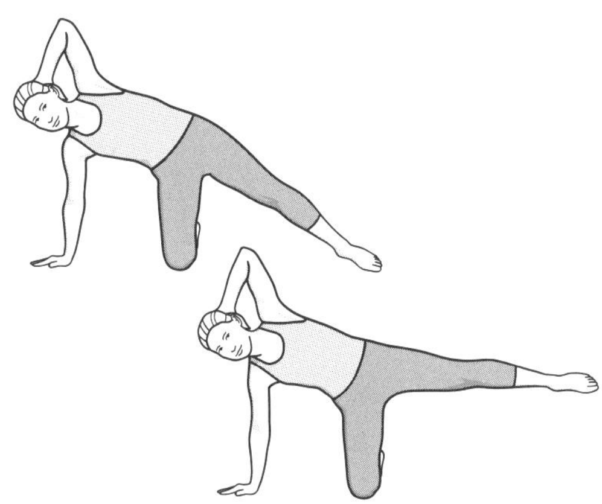

6 Kniender Seitstütz mit Beinheben

2 Dynamisch Stabilität aufbauen

1 2 3

Trainingsschwerpunkt: Ganzkörperstabilität, Beinachsenstabilität
Zirkelrunden: 2
Trainingsdauer: 35 Minuten

	Übung	Wiederholungen/ Belastungszeit	Pause in Sek.	Seiten-wechsel	Intensität	Seite
1	Beinschwingen	10 Wdh.	20	×	1	132
2	Einbeiniger Sprung	10 Wdh.	20	×	1	133
3	Ausfallschritt mit Knieheben	10 Wdh. je Seite	20		1	132
4	Erhöhter Stütz mit wechselseitigem Beinheben	5 Wdh. je Seite	20		1	123
5	Erhöhter Stütz mit wechselseitigem Armheben	5 Wdh. je Seite	20		1	123
6	Krabbeln	10 Wdh. je Seite	20		1	126

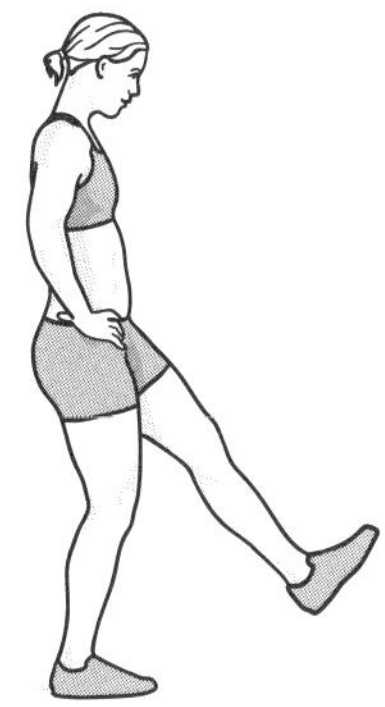

1 Beinschwingen

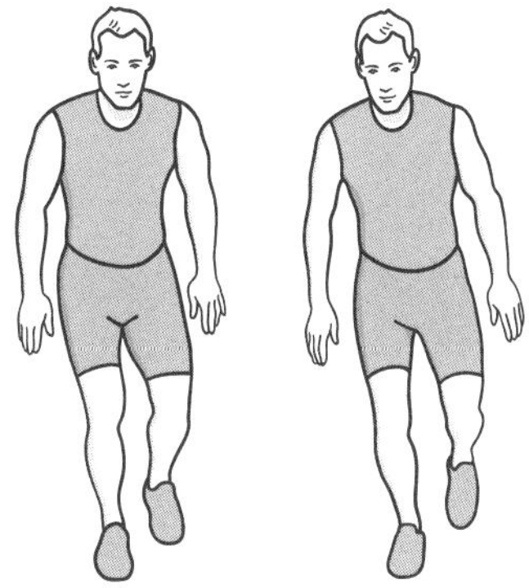

2 Einbeiniger Sprung

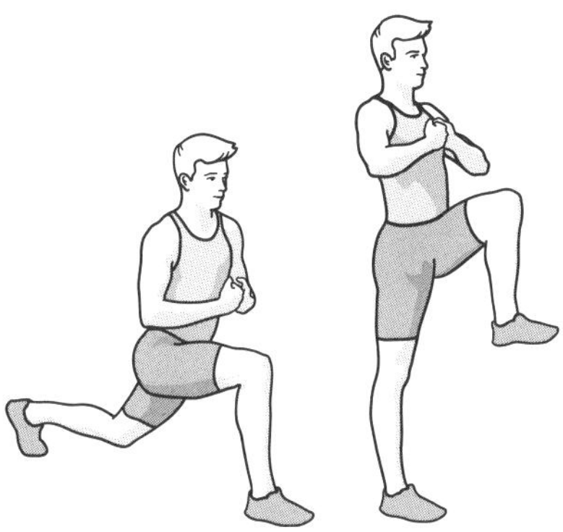

3 Ausfallschritt mit Knieheben

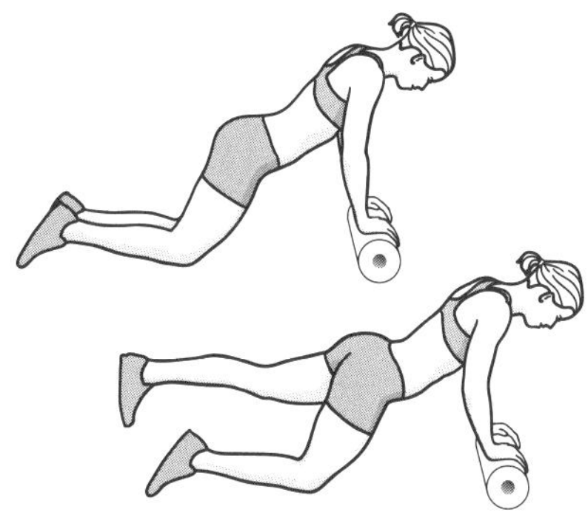

4 Erhöhter Stütz mit wechselseitigem Beinheben

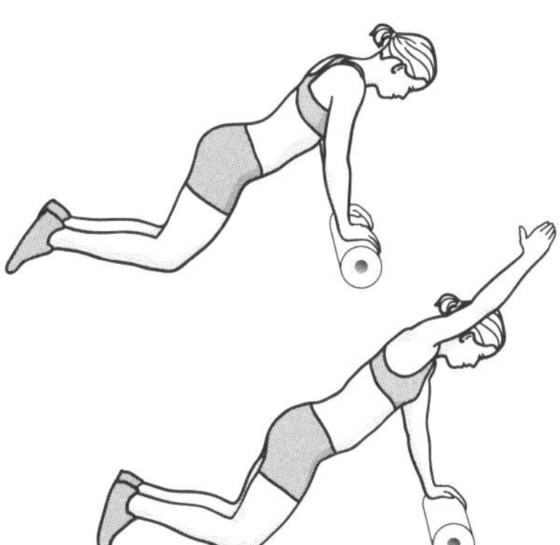

5 Erhöhter Stütz mit wechselseitigem Armheben

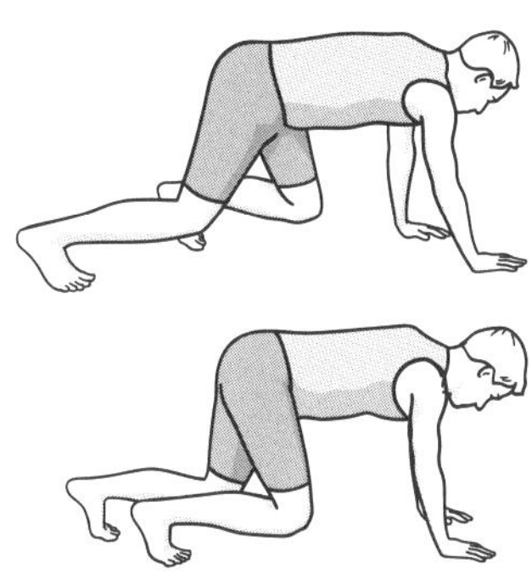

6 Krabbeln

3 Armbalancen für eine starke Körpermitte

❶ ❷ ❸

Trainingsschwerpunkt: Ganzkörperstabilität
Zirkelrunden: 2
Trainingsdauer: 30 Minuten
Benötigtes Hilfsmittel: Handtuch

	Übung	Wiederholungen/ Belastungszeit	Pause in Sek.	Seiten-wechsel	Intensität	Seite
1	Diagonales Zusammenführen im Vierfüßlerstand	10 Wdh.	20	×	2	122
2	Stütz mit Handheben	5 Wdh. je Seite	20		2	124
3	Kniender Seitstütz mit Beinheben	10 Wdh.	20	×	1	125
4	Umgedrehte Planke mit Beinheben	10 Wdh. je Seite	20		2	142
5	Gleitender Ausfallschritt	10 Wdh.	20	×	2	132
6	Krabbeln	10 Wdh. je Seite	20		1	126

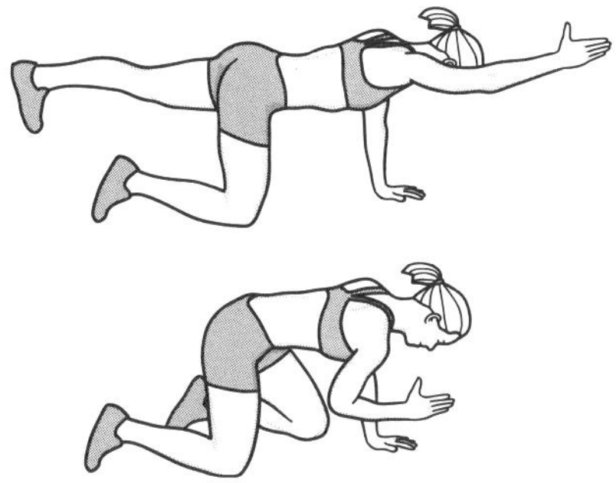

1 Diagonales Zusammenführen im Vierfüßlerstand

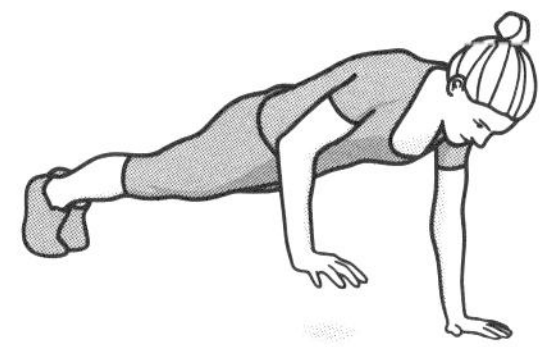

2 Stütz mit Handheben

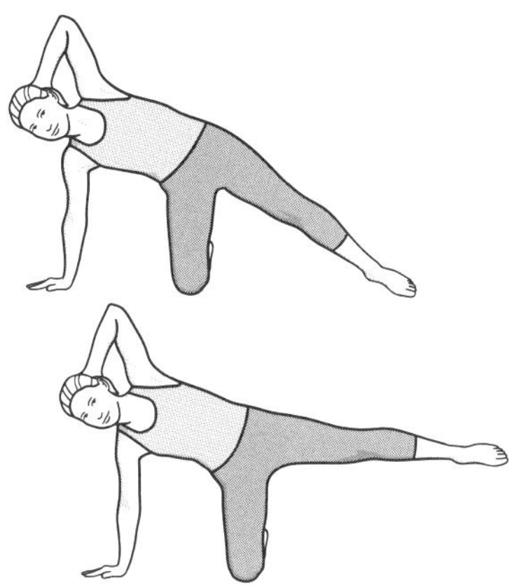

3 Kniender Seitstütz mit Beinheben

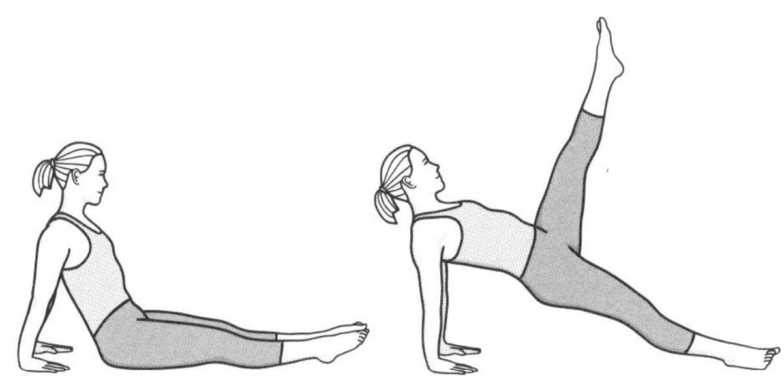

4 Umgedrehte Planke mit Beinheben

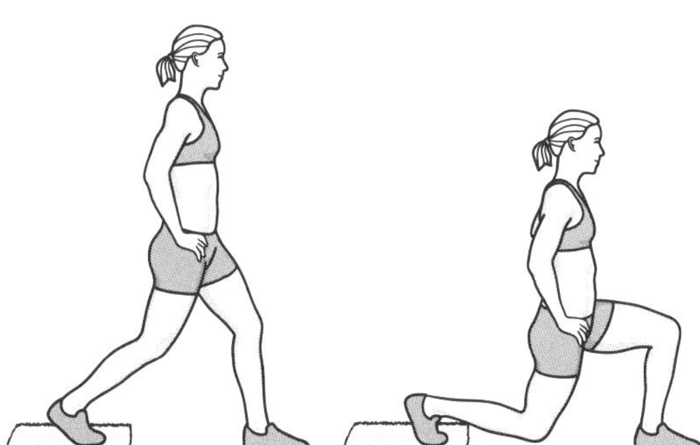

5 Gleitender Ausfallschritt

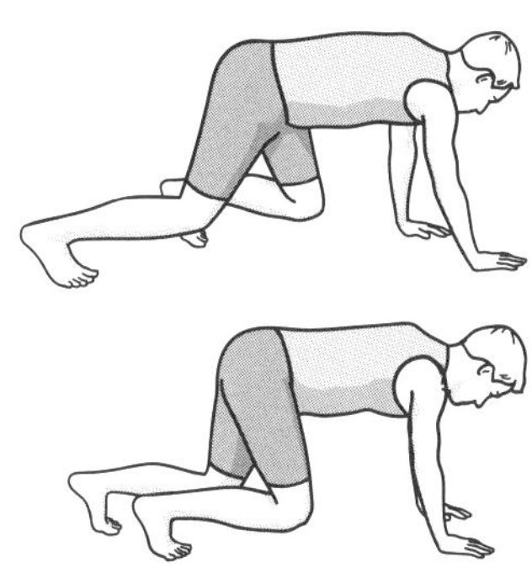

6 Krabbeln

4 Arm- und Beinbalancen für sicheres Stehen und Gehen

1 **2** 3

Trainingsschwerpunkt: Ganzkörperstabilität, Beinachsenstabilität
Zirkelrunden: 2
Trainingsdauer: 30 Minuten

	Übung	Wiederholungen/ Belastungszeit	Pause in Sek.	Seiten-wechsel	Intensität	Seite
1	Knieheben im Stand	60 Sek.	20	×	1	130
2	Wechselsprung	10 Wdh. je Seite	20		1	133
3	Seitstütz mit Beinschere	10 Wdh.	20	×	2	125
4	Krabbe mit wechselseitigem Arm- und Beinheben	10 Wdh. je Seite	20		2	125
5	Einbeinige Kniebeuge	8 Wdh.	20	×	2	126
6	Standwaage mit nach vorn gestreckten Armen	30 Sek.	20	×	2	131

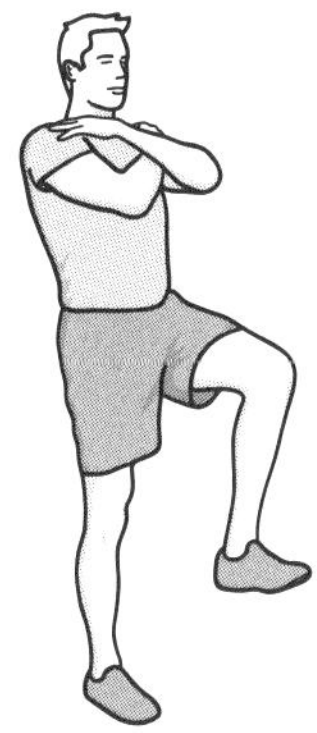

1 Knieheben im Stand

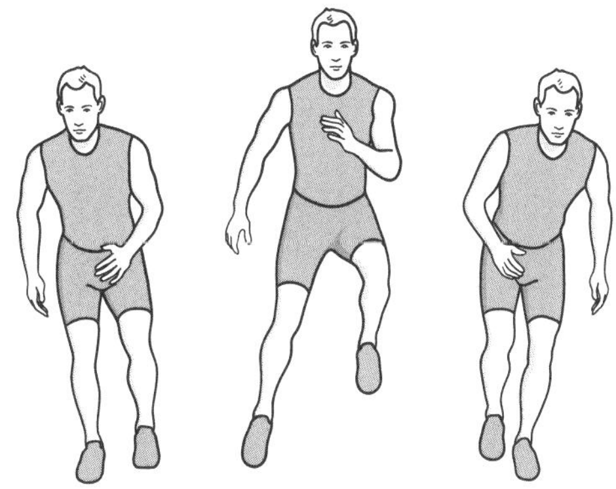

2 Wechselsprung

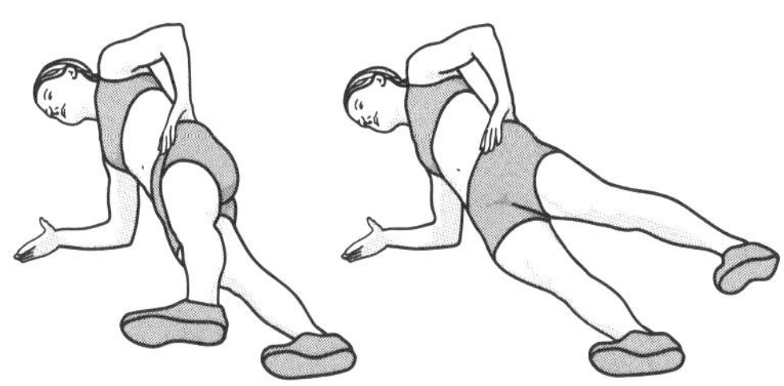

3 Seitstütz mit Beinschere

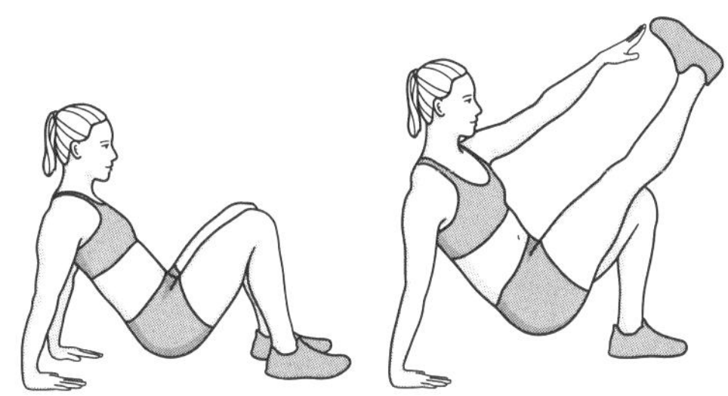

4 Krabbe mit wechselseitigem Arm- und Beinheben

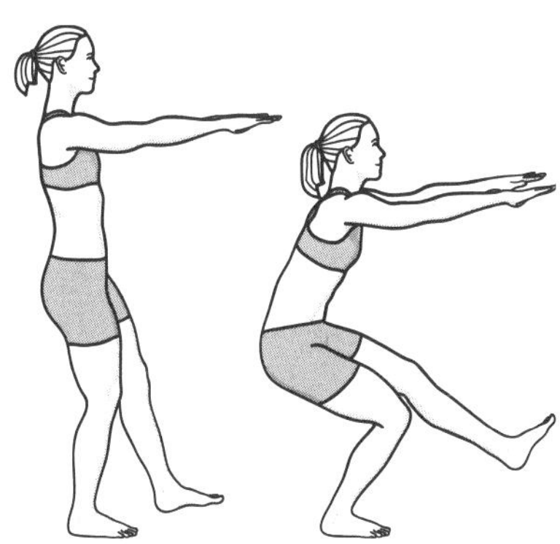

5 Einbeinige Kniebeuge

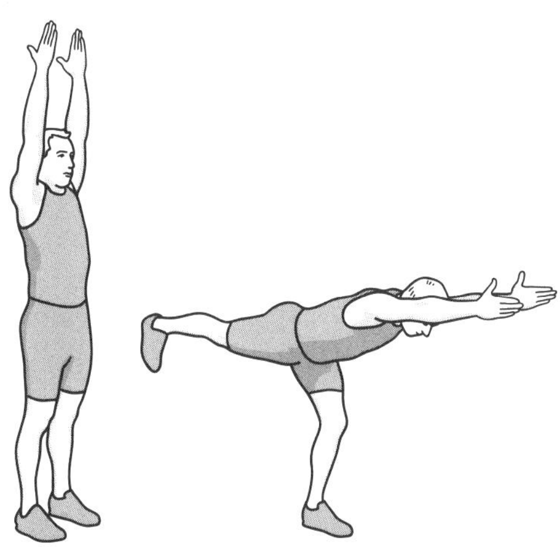

6 Standwaage mit nach vorn gestreckten Armen

5 Stabilität und Stärke durch Arm- und Beinbalancen

1 2 3

Trainingsschwerpunkt: Ganzkörperstabilität, Sprungkraft
Zirkelrunden: 3
Trainingsdauer: 30 Minuten

	Übung	Wiederholungen/ Belastungszeit	Pause in Sek.	Seiten-wechsel	Intensität	Seite
1	Gleichseitiges Zusammenführen im Vierfüßlerstand	8 Wdh.	20	×	3	122
2	Stütz mit Arm- und Beinheben	5 Wdh. je Seite	20		3	124
3	Wechselnder Stütz	5 Wdh. je Seite	20		3	124
4	Boot	60 Sek.	20		2	142
5	Ausfallschrittsprung	10 Wdh. je Seite	20		2	133

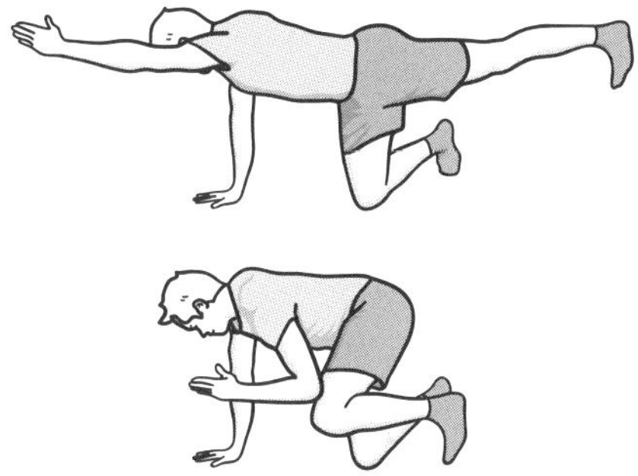

1 Gleichseitiges Zusammenführen im Vierfüßlerstand

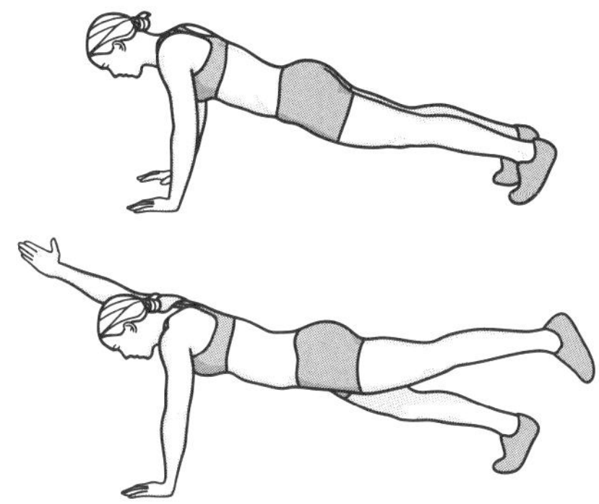

2 Stütz mit Arm- und Beinheben

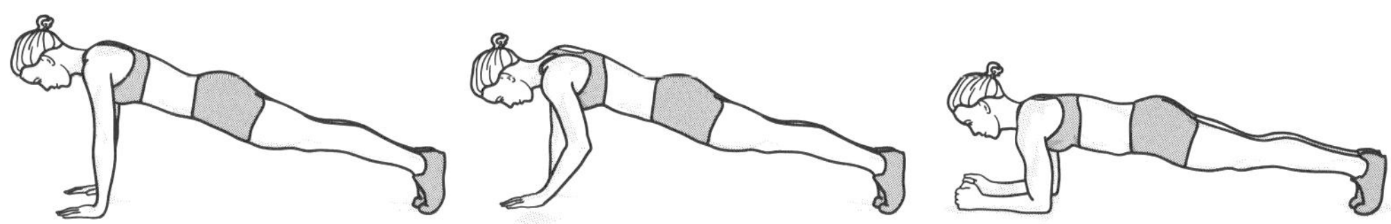

3 Wechselnder Stütz

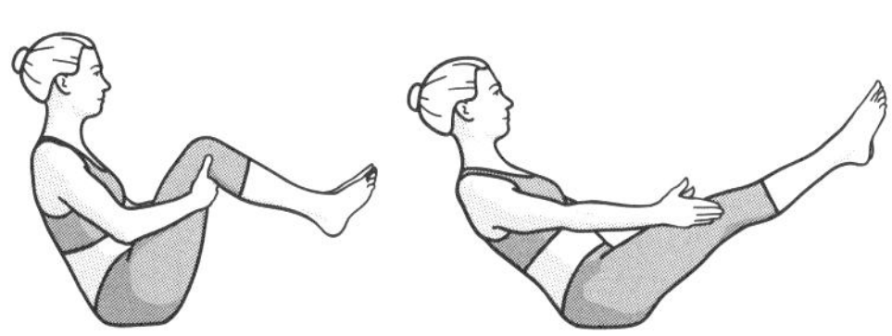

4 Boot

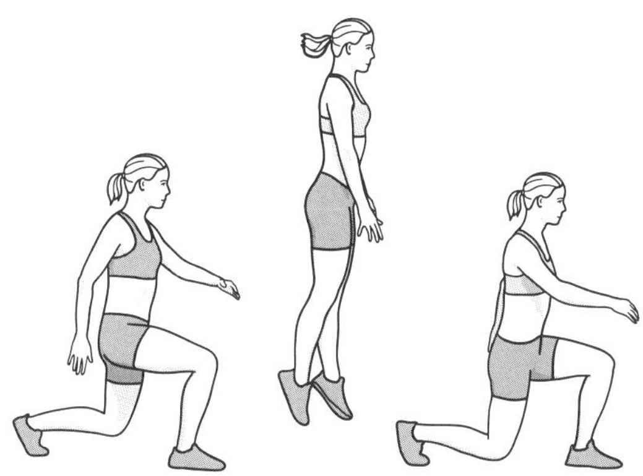

5 Ausfallschrittsprung

6 Mit dem Ball zu mehr Stabilität und schneller Reaktion

1 2 **3**

Trainingsschwerpunkt: Ganzkörperstabilität, Rumpfkraft, Reaktionsfähigkeit
Zirkelrunden: 3
Trainingsdauer: 45 Minuten
Benötigte Hilfsmittel: Bosu-Ball, Gymnastikball, kleiner Ball

	Übung	Wiederholungen/ Belastungszeit	Pause in Sek.	Seitenwechsel	Intensität	Seite
1	Ausfallschritt mit Knieheben	10 Wdh. je Seite	20		1	132
2	Kniebeuge auf dem Bosu-Ball	10 Wdh.	20		1	136
3	Superman auf dem Bosu-Ball	10 Wdh.	20		2	137
4	Bergsteiger auf dem Bosu-Ball	10 Wdh.	20	×	3	138
5	Beckenheben auf dem Gymnastikball	10 Wdh.	20		2	129
6	Liegestütz mit Gymnastikball und kleinem Ball	5 Wdh. je Seite	20		3	129
7	Kniestand auf dem Gymnastikball	30 Sek.	20		3	128

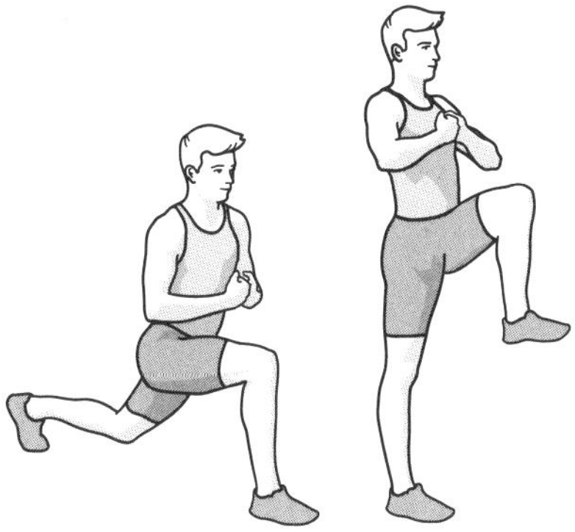

1 Ausfallschritt mit Knieheben

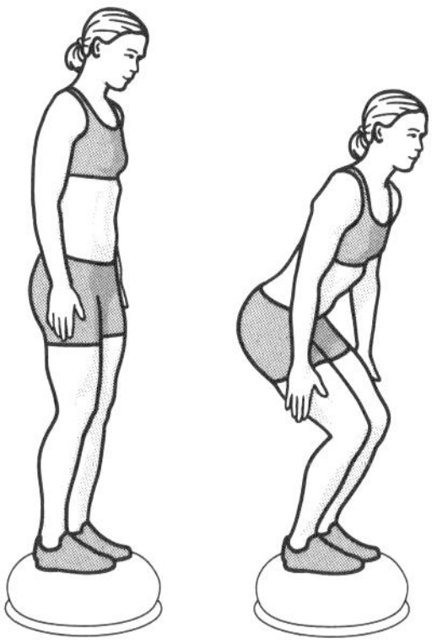

2 Kniebeuge auf dem Bosu-Ball

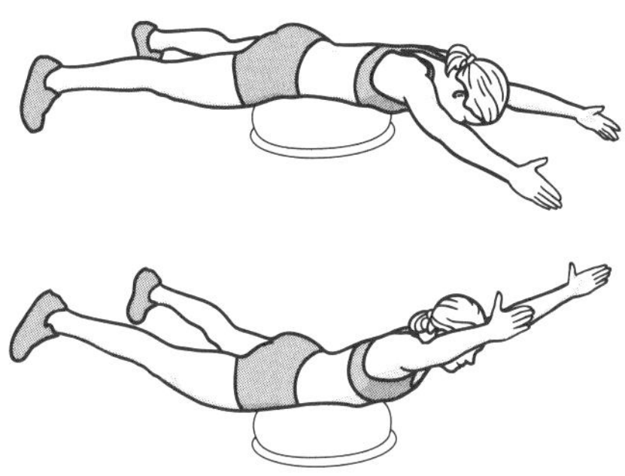

3 Superman auf dem Bosu-Ball

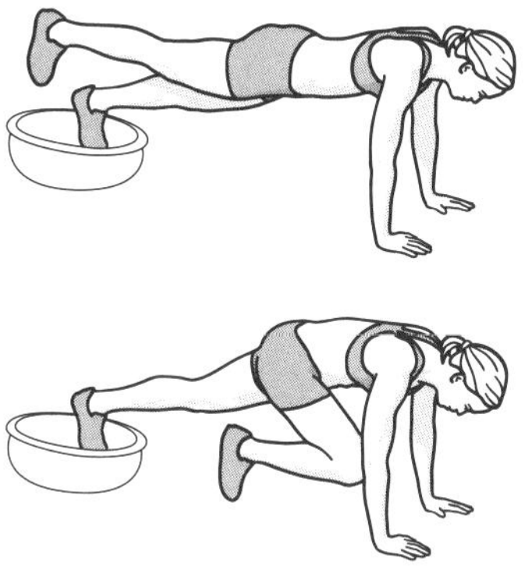

4 Bergsteiger auf dem Bosu-Ball

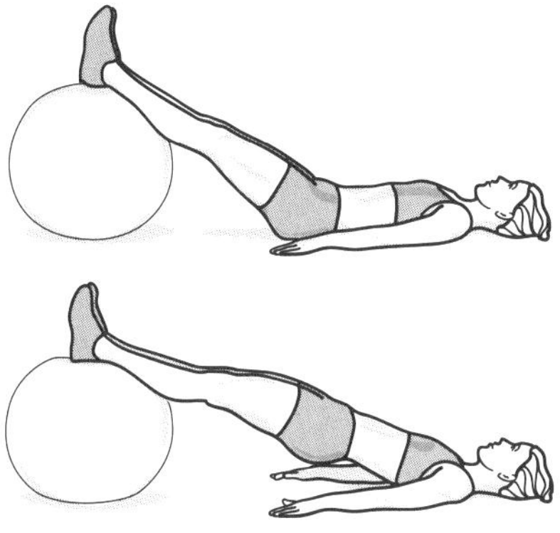

5 Beckenheben auf dem Gymnastikball

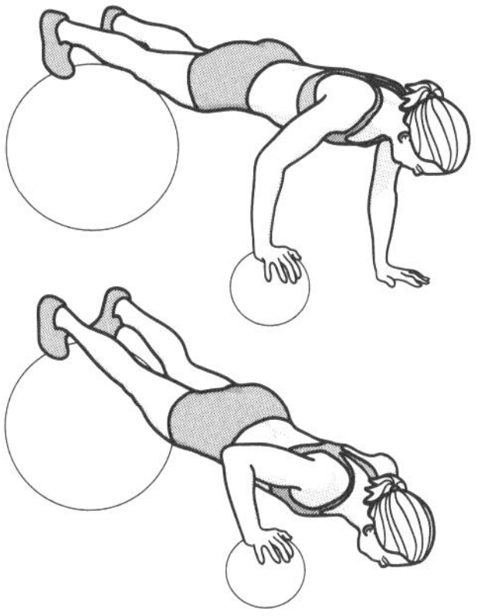

6 Liegestütz mit Gymnastikball und kleinem Ball

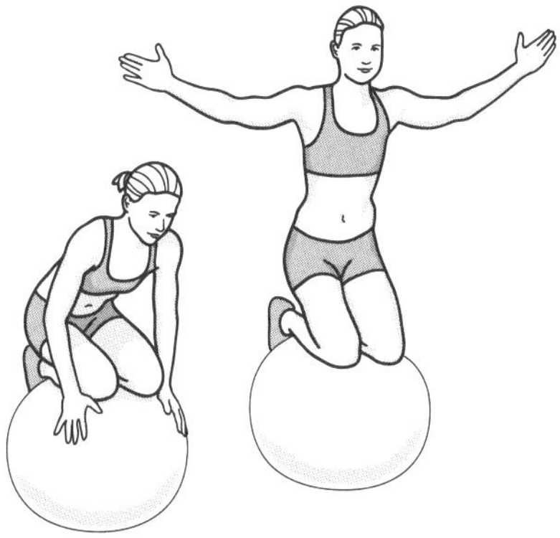

7 Kniestand auf dem Gymnastikball

7 Für mehr Beinachsenstabilität

1 2 3

Trainingsschwerpunkt: Beinachsenstabilität, Körperwahrnehmung, Reaktionsfähigkeit
Zirkelrunden: 1–2
Trainingsdauer: 10 Minuten (bei 1 Zirkelrunde) oder 20 Minuten (bei 2 Zirkelrunden)
Benötigte Hilfsmittel: Balance Pad, Bosu-Ball

	Übung	Wiederholungen/ Belastungszeit	Pause in Sek.	Seiten-wechsel	Intensität	Seite
1	Fersenheben	15 Wdh.	20		1	135
2	Einbeinstand	60 Sek.	20	×	1	135
3	Standwaage mit zur Seite gestreckten Armen	30 Sek.	20	×	1	130
4	Ausfallschritt mit dem Bosu-Ball	10 Wdh.	20	×	2	136

Hinweis: Übung 4 kann alternativ auch auf dem Balance Pad ausgeführt werden.

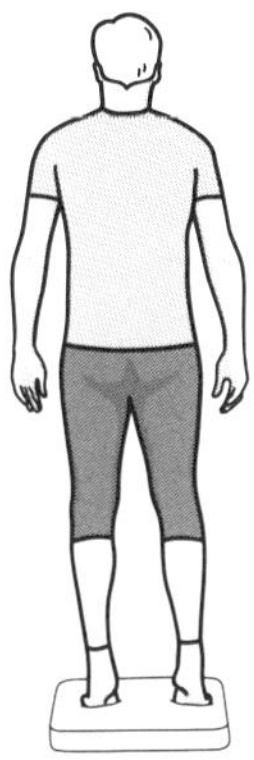

1 Fersenheben

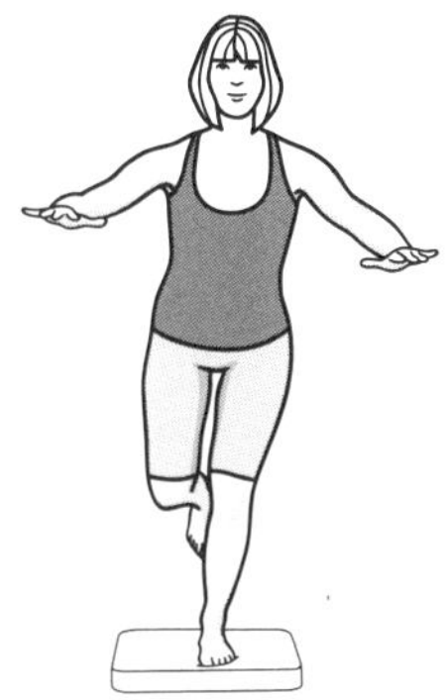

2 Einbeinstand

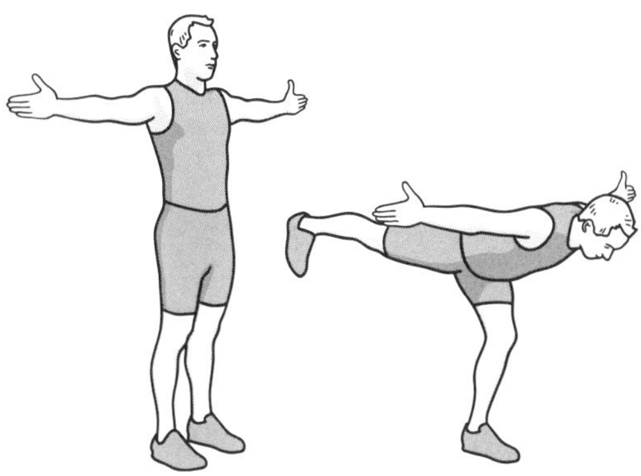

3 Standwaage mit zur Seite gestreckten Armen

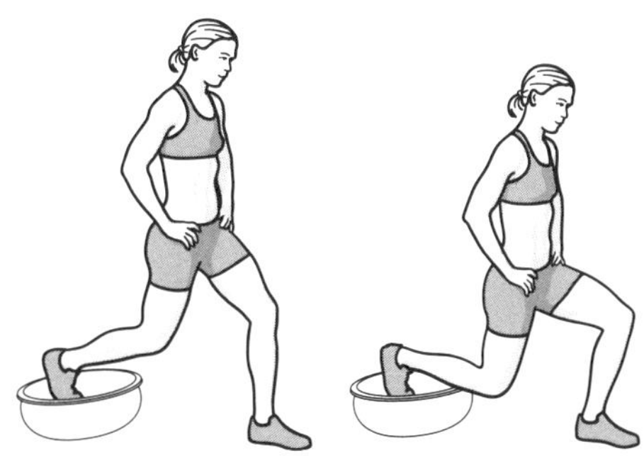

4 Ausfallschritt mit dem Bosu-Ball

8 Mehr Koordination mit minimalem Zeitaufwand

❶ ② ③

Trainingsschwerpunkt: Rechts-links-Koordination, Ganzkörperstabilität
Zirkelrunden: 1–2
Trainingsdauer: 10 Minuten (bei 1 Zirkelrunde) oder 20 Minuten (bei 2 Zirkelrunden)
Benötigtes Hilfsmittel: Gymnastikball

	Übung	Wiederholungen/ Belastungszeit	Pause in Sek.	Seiten-wechsel	Intensität	Seite
1	Diagonales Knie-Arm-Zusammenführen im Stand	10 Wdh.	20	×	1	131
2	Knien auf dem Gymnastikball	60 Sek.	20		1	127
3	Wechselsprung	10 Wdh. je Seite	20		1	133
4	Erhöhter Stütz auf dem Gymnastikball mit Armheben	5 Wdh. je Seite	20		1	128
5	Erhöhter Stütz auf dem Gymnastikball mit Beinheben	5 Wdh. je Seite	20		1	128

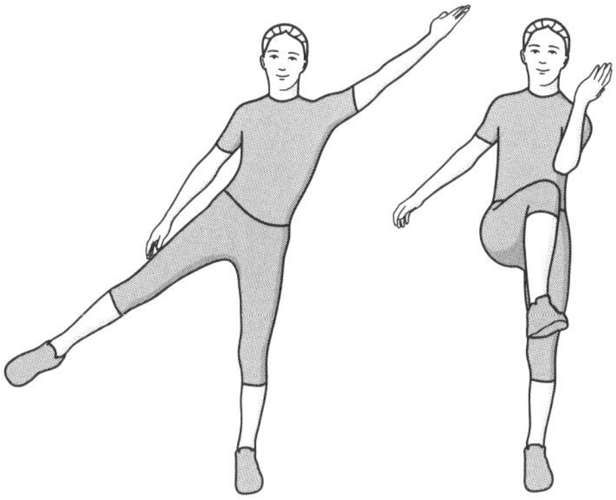

1 Diagonales Knie-Arm-Zusammenführen im Stand

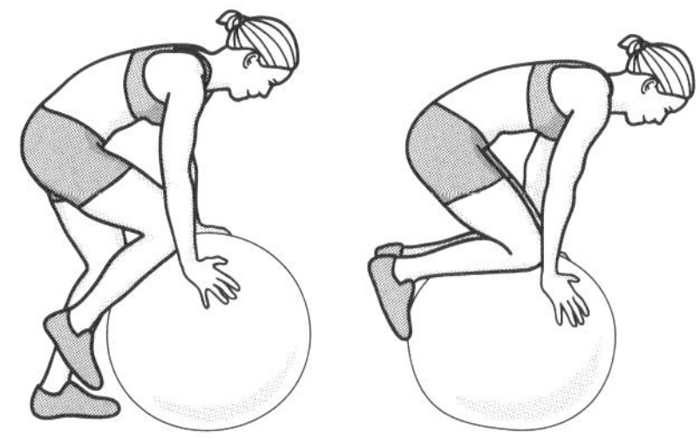

2 Knien auf dem Gymnastikball

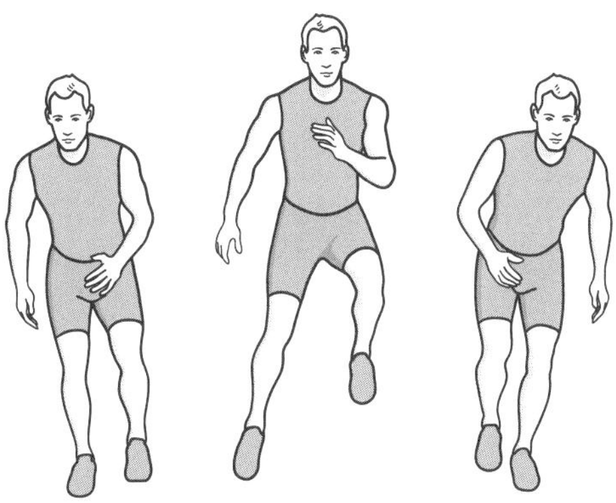

3 Wechselsprung

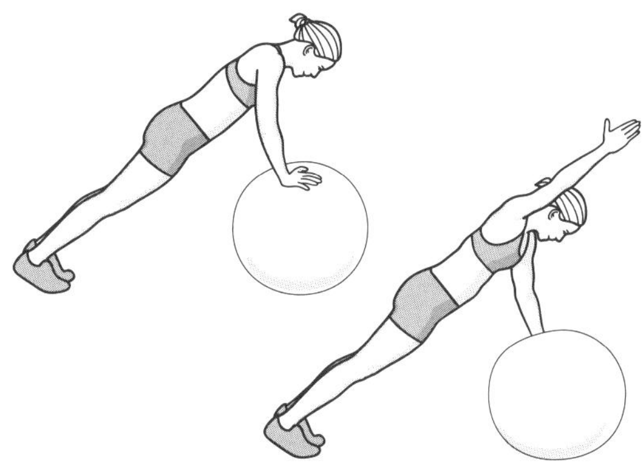

4 Erhöhter Stütz auf dem Gymnastikball mit Armheben

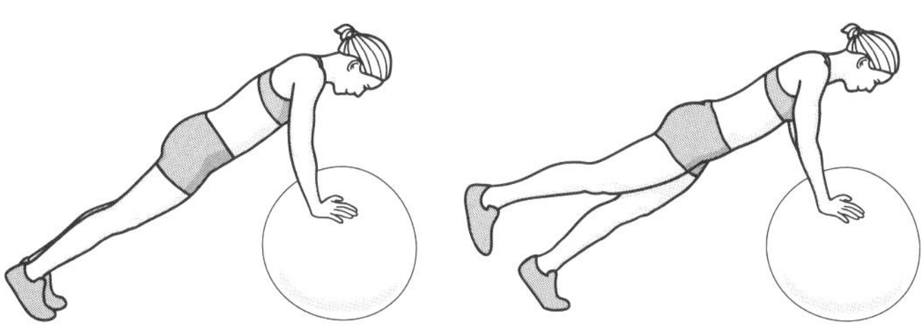

5 Erhöhter Stütz auf dem Gymnastikball mit Beinheben

9 Sanfte Kräftigung mit dem eigenen Körpergewicht

❶ ② ③

Trainingsschwerpunkt: Koordination, Gleichgewicht
Zirkelrunden: 1–2
Trainingsdauer: 10 Minuten (bei 1 Zirkelrunde) oder 20 Minuten (bei 2 Zirkelrunden)
Benötigtes Hilfsmittel: Bosu-Ball

	Übung	Wiederholungen/ Belastungszeit	Pause in Sek.	Seiten-wechsel	Intensität	Seite
1	Diagonales Zusammenführen im Vierfüßlerstand	10 Wdh.	20	×	1	122
2	Lift-up auf dem Bosu-Ball	10 Wdh.	20	×	1	136
3	Oberkörperheben in Bauchlage auf dem Bosu-Ball	10 Wdh.	20		1	137
4	Einbeinige Brücke	10 Wdh.	20	×	1	126

Hinweis: Alternativ kann für die Übungen 2, 3 und 4 auch ein Balance Pad verwendet werden. Übung 4 kann mit dem Bosu-Ball unter den Füßen intensiviert werden.

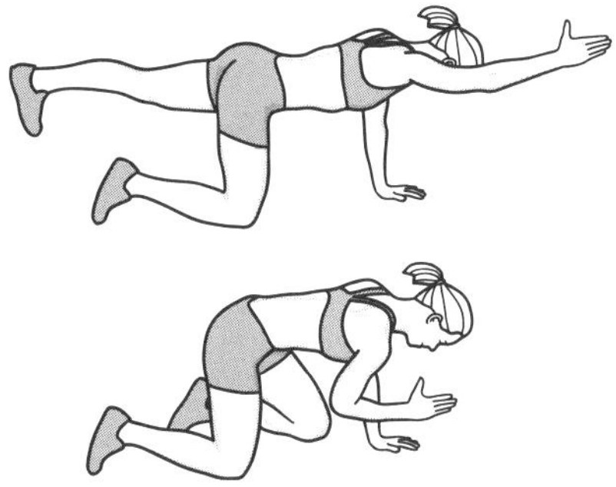

1 Diagonales Zusammenführen im Vierfüßlerstand

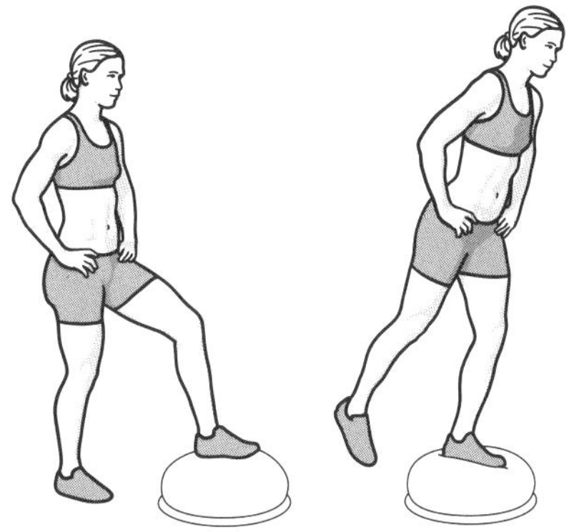

2 Lift-up auf dem Bosu-Ball

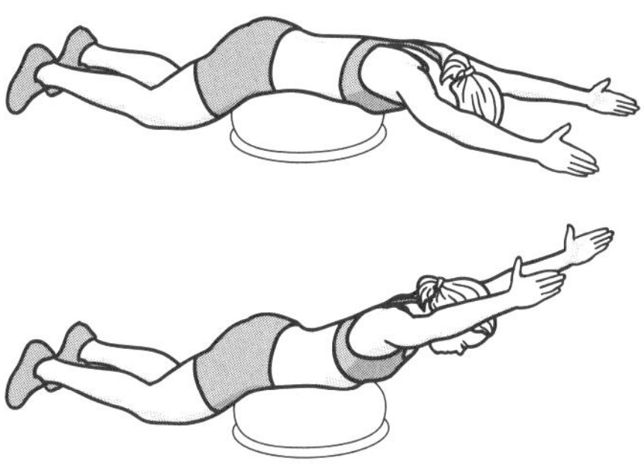

3 Oberkörperheben in Bauchlage auf dem Bosu-Ball

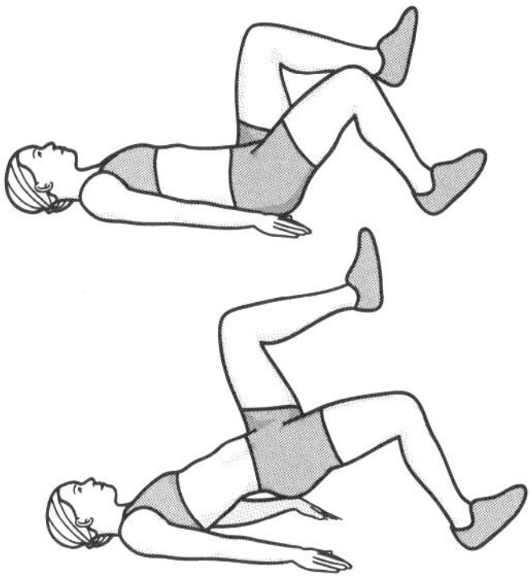

4 Einbeinige Brücke

10 Spielerisch Kraft und Reaktion trainieren

1 **2** 3

Trainingsschwerpunkt: Beinachsenstabilität, Rumpfkraft, Reaktionsfähigkeit
Zirkelrunden: 2
Trainingsdauer: 30 Minuten
Benötigte Hilfsmittel: Gymnastikball, Balance Board

	Übung	Wiederholungen/ Belastungszeit	Pause in Sek.	Seiten-wechsel	Intensität	Seite
1	Knien auf dem Gymnastikball mit Armheben	5 Wdh. je Seite	20		2	127
2	Knien auf dem Gymnastikball mit Beinheben	5 Wdh. je Seite	20		2	127
3	Beckenheben auf dem Gymnastikball	10 Wdh.	20		2	129
4	Liegestütz auf dem Balance Board	10 Wdh.	20		3	139
5	Balancesitz	60 Sek.	20		1	141
6	Einbeinige Kniebeuge	10 Wdh.	20	×	2	126
7	Stütz mit Handheben	5 Wdh. je Seite	20		2	124
8	Knieheben im Stand	60 Sek.	20	×	1	130

Hinweis: Für weniger Intensität können die Übungen 4 und 5 ohne Zusatzgerät ausgeführt werden.

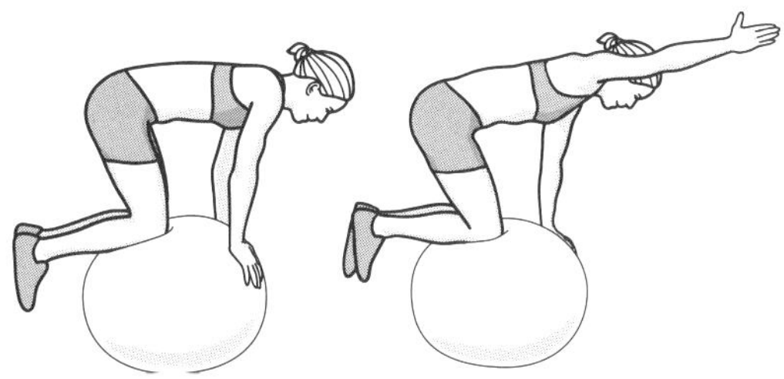

1 Knien auf dem Gymnastikball mit Armheben

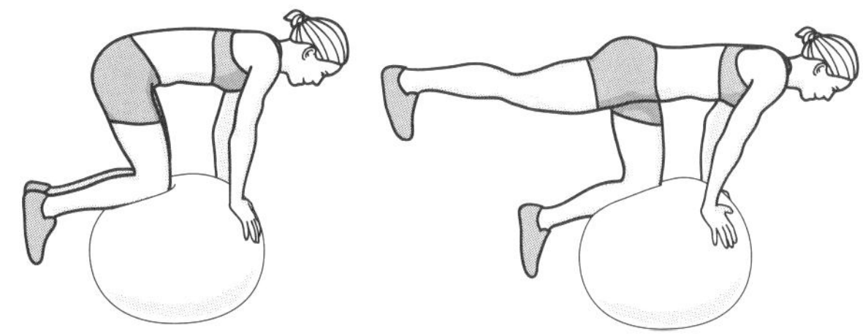

2 Knien auf dem Gymnastikball mit Beinheben

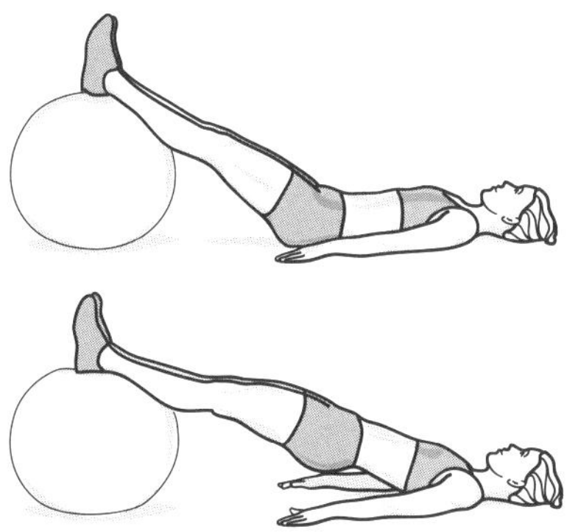

3 Beckenheben auf dem Gymnastikball

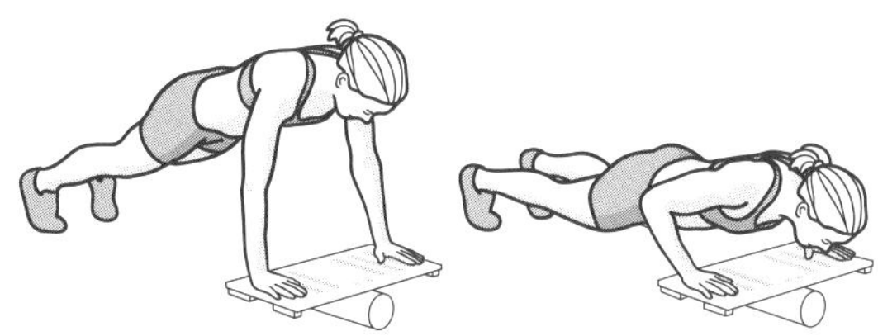

4 Liegestütz auf dem Balance Board

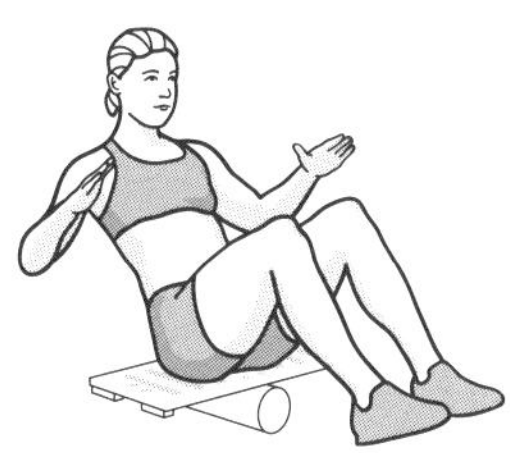

5 Balancesitz

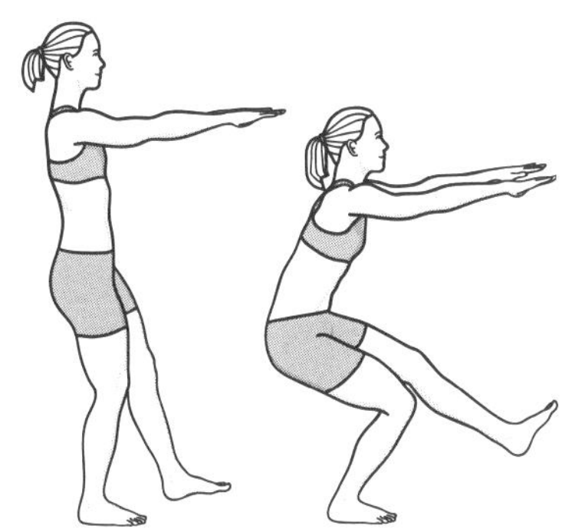

6 Einbeinige Kniebeuge

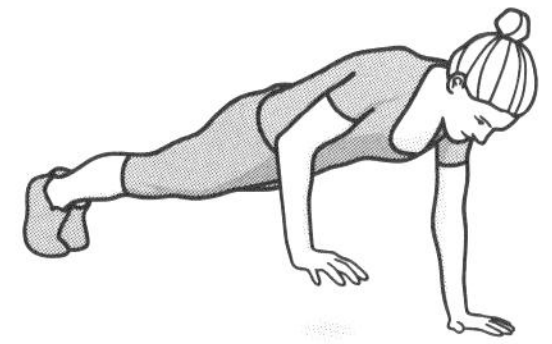

7 Stütz mit Handheben

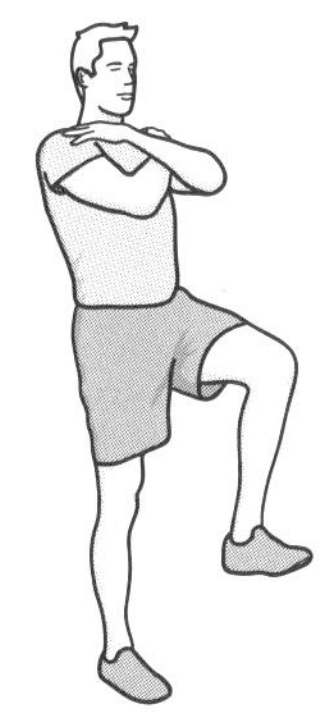

8 Knieheben im Stand

11 Koordination und Stabilität für den ganzen Körper

❶ ② ③

Trainingsschwerpunkt: Rechts-links-Koordination, Ganzkörperstabilität
Zirkelrunden: 2
Trainingsdauer: 40 Minuten

	Übung	Wiederholungen/ Belastungszeit	Pause in Sek.	Seiten-wechsel	Intensität	Seite
1	Diagonales Knie-Arm-Zusammenführen im Stand	10 Wdh.	20	×	1	131
2	Zehen-Fersen-Stand	15 Wdh.	20		1	130
3	Einbeiniger Sprung	10 Wdh.	20	×	1	133
4	Wechselsprung	10 Wdh. je Seite	20		1	133
5	Ausfallschritt mit Knieheben	10 Wdh. je Seite	20		1	132
6	Krabbe mit wechselseitigem Arm- und Beinheben	10 Wdh. je Seite	20		1	125
7	Diagonales Zusammenführen im Vierfüßlerstand	10 Wdh.	20	×	1	122

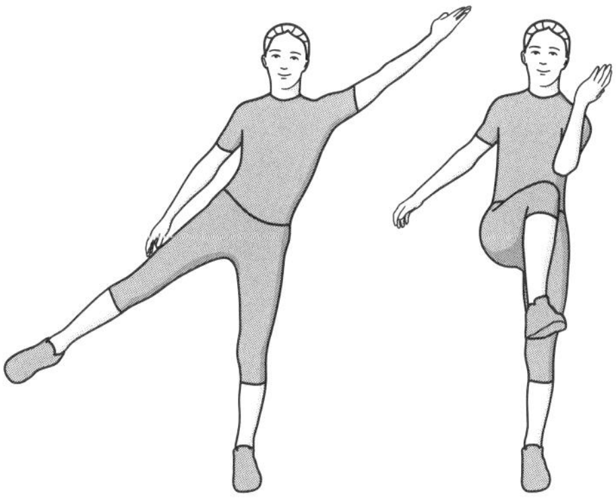

1 Diagonales Knie-Arm-Zusammenführen im Stand

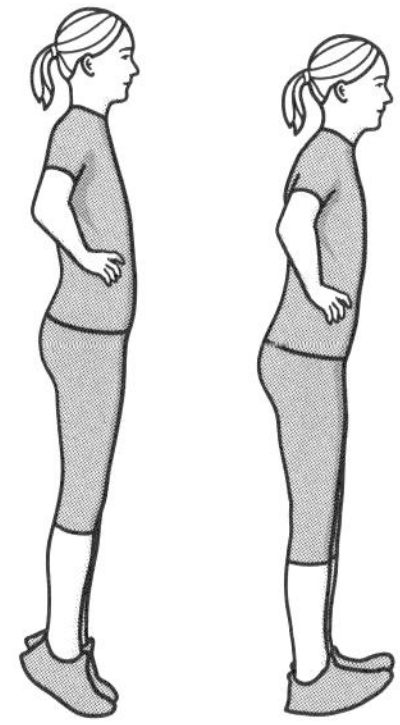

2 Zehen-Fersen-Stand

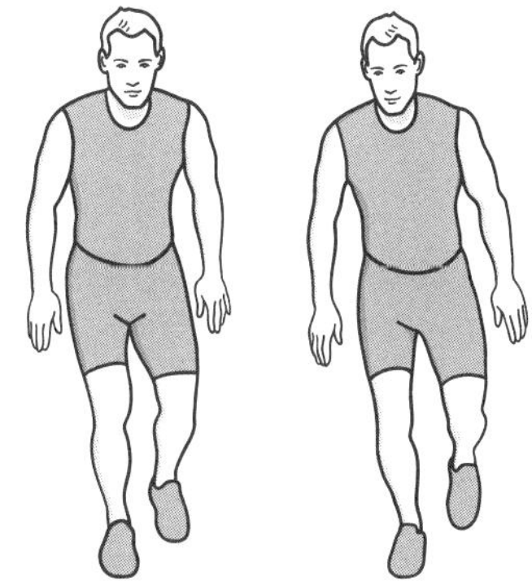

3 Einbeiniger Sprung

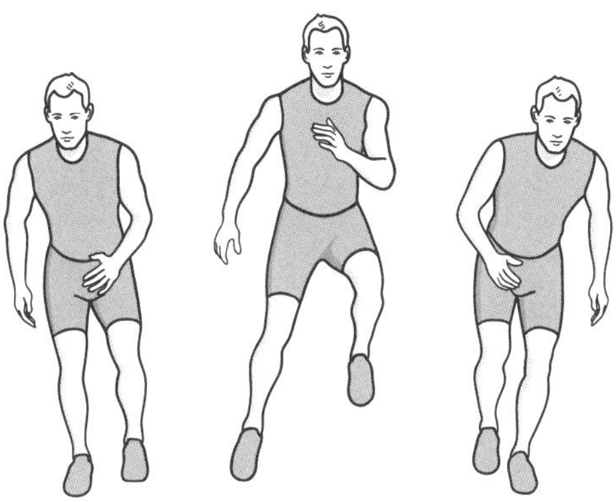

4 Wechselsprung

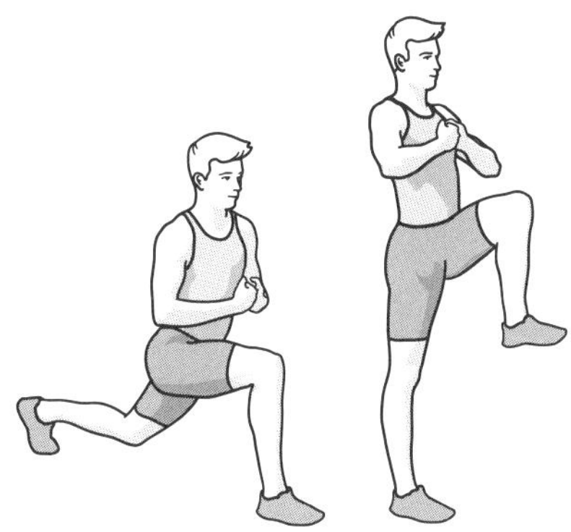

5 Ausfallschritt mit Knieheben

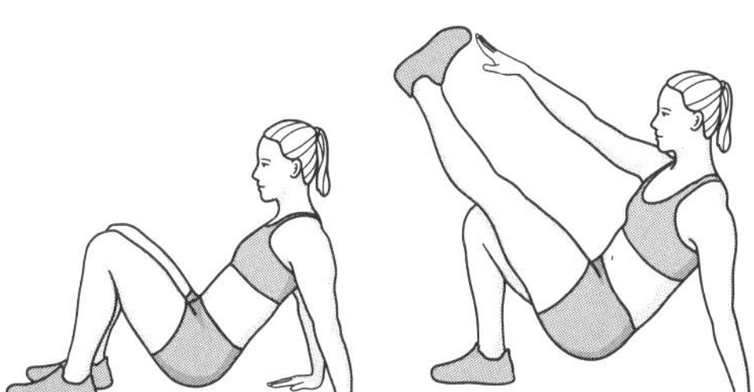

6 Krabbe mit wechselseitigem Arm- und Beinheben

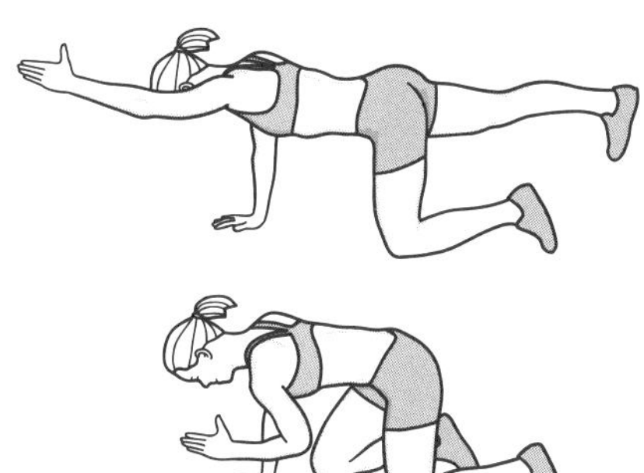

7 Diagonales Zusammenführen im Vierfüßlerstand

12 Stützvariationen für mehr Kraft und Stabilität

1 **2** 3

Trainingsschwerpunkt: Ganzkörperstabilität, Rumpfkraft
Zirkelrunden: 2
Trainingsdauer: 35 Minuten
Benötigte Hilfsmittel: Balance Board, Faszienrolle

	Übung	Wiederholungen/ Belastungszeit	Pause in Sek.	Seiten-wechsel	Intensität	Seite
1	Stütz mit Brettbewegung	60 Sek.	20		2	139
2	Seitstütz auf dem Balance Board	60 Sek.	20	×	2	140
3	Beckenheben mit Brettbewegung	60 Sek.	20		1	140
4	Wechselnder Stütz	5 Wdh. je Seite	20		3	124
5	Blitz	60 Sek.	20		1	143
6	Erhöhter Stütz mit wechselseitigem Beinheben	5 Wdh. je Seite	20		1	123
7	Erhöhter Stütz mit wechselseitigem Armheben	5 Wdh. je Seite	20		1	123

Hinweis: Die Übungen 1 bis 3 können auch ohne Balance Board ausgeführt werden. Die Schwierigkeit reduziert sich dadurch. Das Gleiche gilt für die Ausführung der Übungen 6 und 7, die auf stabilem Untergrund leichter auszuführen, aber dafür weniger intensiv sind.

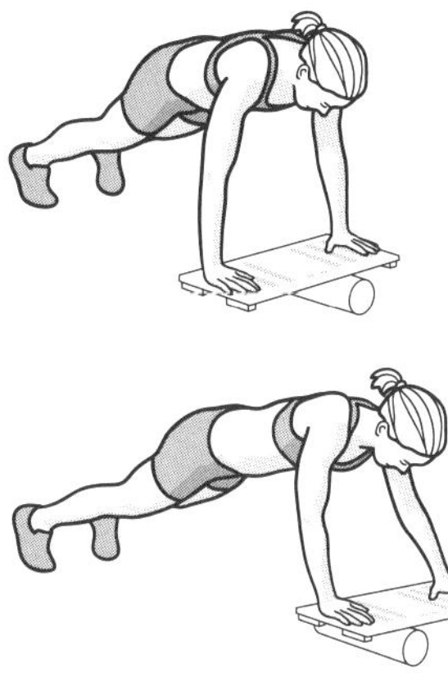

1 Stütz mit Brettbewegung

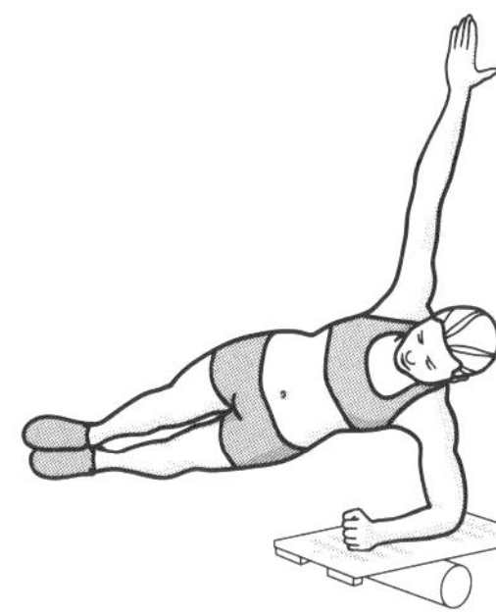

2 Seitstütz auf dem Balance Board

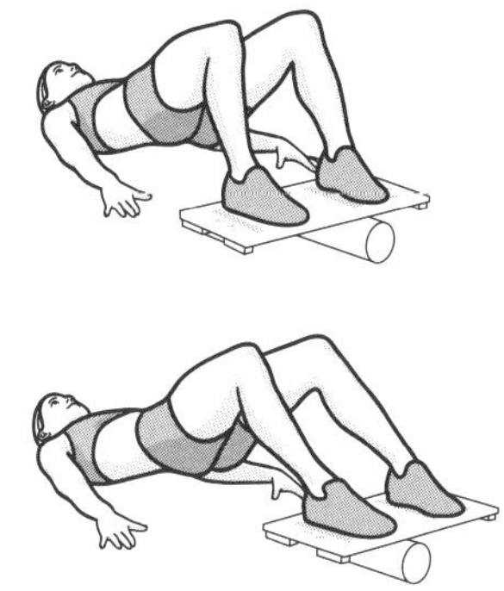

3 Beckenheben mit Brettbewegung

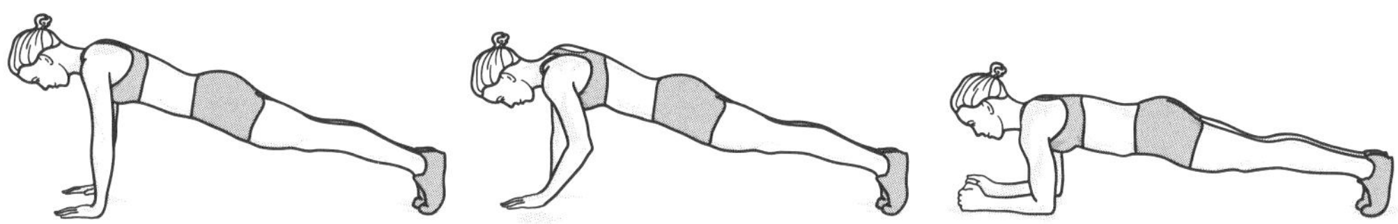

4 Wechselnder Stütz

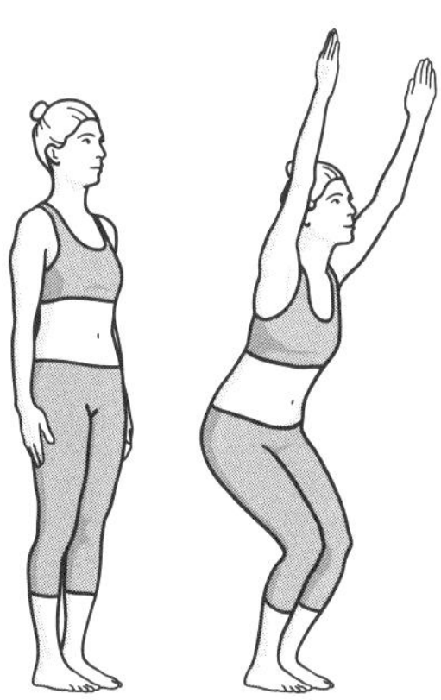

5 Blitz

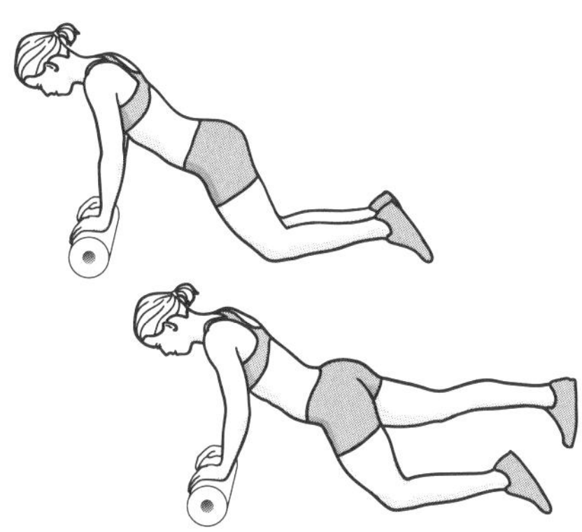

6 Erhöhter Stütz mit wechselseitigem Beinheben

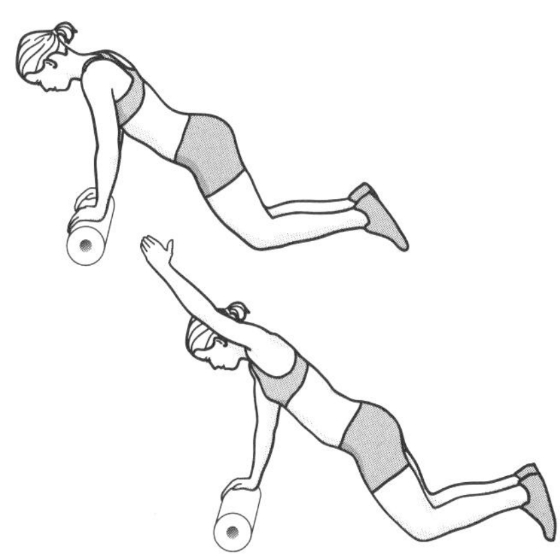

7 Erhöhter Stütz mit wechselseitigem Armheben

13 Intensivprogramm zur Kräftigung des ganzen Körpers

1 2 3

Trainingsschwerpunkt: Ganzkörperstabilität, Rumpfkraft
Zirkelrunden: 3
Trainingsdauer: 40 Minuten
Benötigte Hilfsmittel: Balance Board, Bosu-Ball

	Übung	Wiederholungen/ Belastungszeit	Pause in Sek.	Seiten-wechsel	Intensität	Seite
1	Liegestütz auf dem Balance Board	10 Wdh.	20		3	139
2	Crunch auf dem Balance Board	20 Wdh.	20		2	141
3	Bergsteiger auf dem Bosu-Ball	10 Wdh.	20	×	3	138
4	Superman auf dem Bosu-Ball	15 Wdh.	20		2	137
5	Ausfallschritt mit dem Bosu-Ball	15 Wdh.	20	×	2	136
6	Boot	60 Sek.	20		2	142

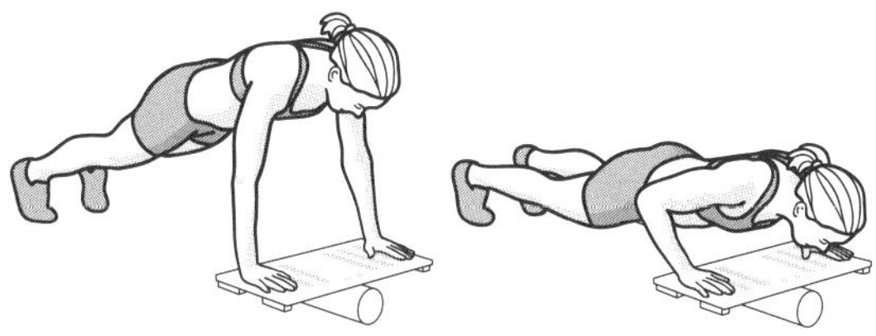

1 Liegestütz auf dem Balance Board

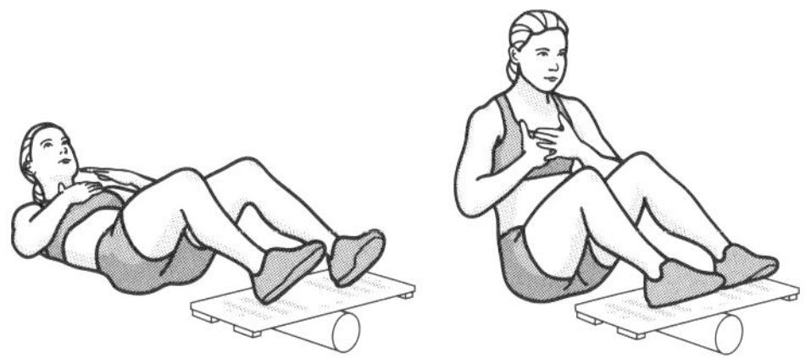

2 Crunch auf dem Balance Board

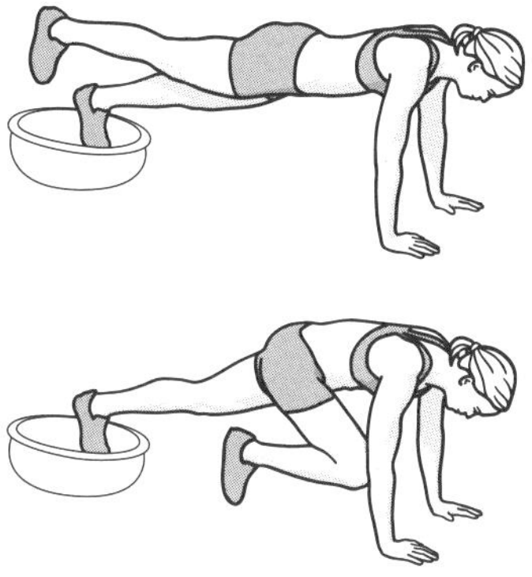

3 Bergsteiger auf dem Bosu-Ball

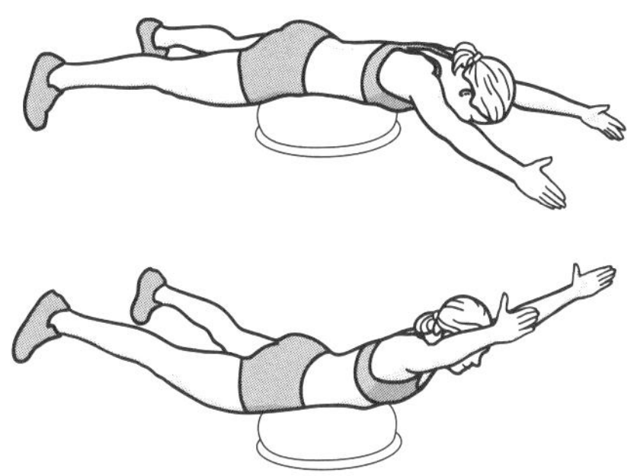

4 Superman auf dem Bosu-Ball

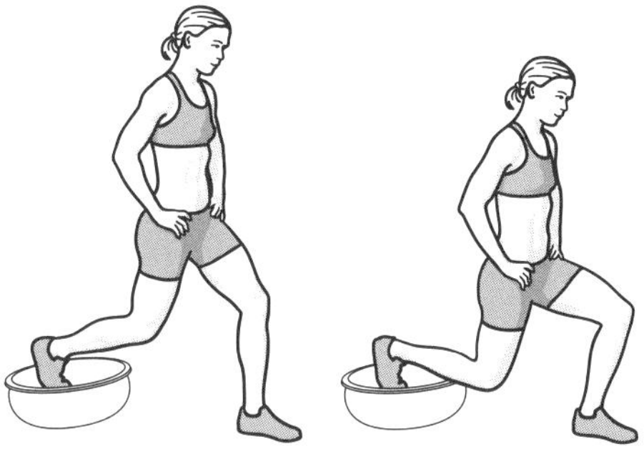

5 Ausfallschritt mit dem Bosu-Ball

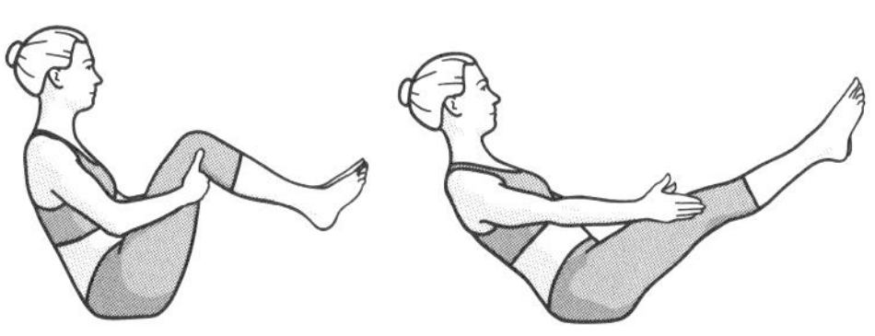

6 Boot

14 Explosiv zu starken Beinen und einem guten Gleichgewicht

1 **2** 3

Trainingsschwerpunkt: Sprungkraft, Beinachsenstabilität
Zirkelrunden: 2
Trainingsdauer: 45 Minuten
Benötigte Hilfsmittel: Balance Pad, Bosu-Ball

	Übung	Wiederholungen/ Belastungszeit	Pause in Sek.	Seiten-wechsel	Intensität	Seite
1	Fersenheben	10 Wdh.	20		1	135
2	Einbeiniges Fersenheben	10 Wdh.	20	×	2	135
3	Lift-up auf dem Bosu-Ball	10 Wdh.	20	×	1	136
4	Kniebeuge auf dem Bosu-Ball	10 Wdh.	20		1	136
5	Einbeinige Kniebeuge	10 Wdh.	20	×	2	126
6	Ausfallschritt mit dem Bosu-Ball	10 Wdh.	20	×	2	136
7	Einbeiniger Sprung	10 Wdh.	20	×	1	133
8	Ausfallschrittsprung	5 Wdh. je Seite	20		2	133

Hinweis: Die Übungen 1 und 2 können auch auf stabilem Untergrund ausgeführt werden.

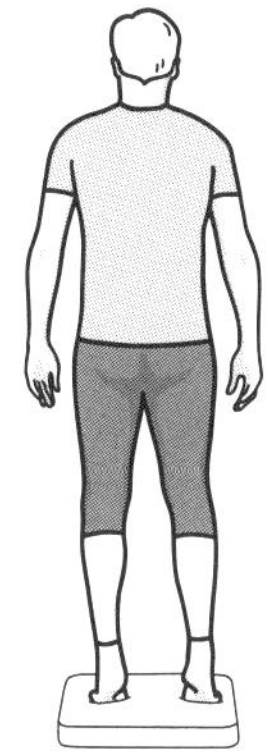

1 Fersenheben

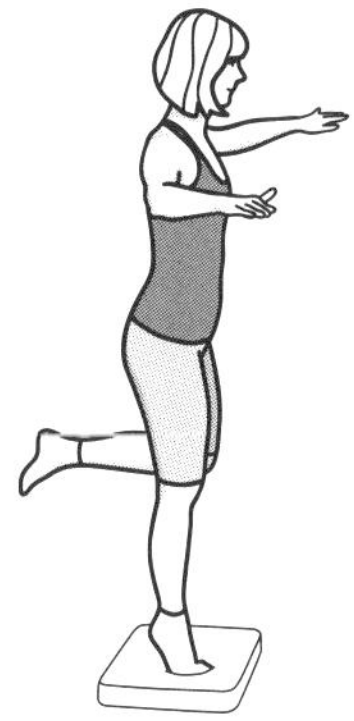

2 Einbeiniges Fersenheben

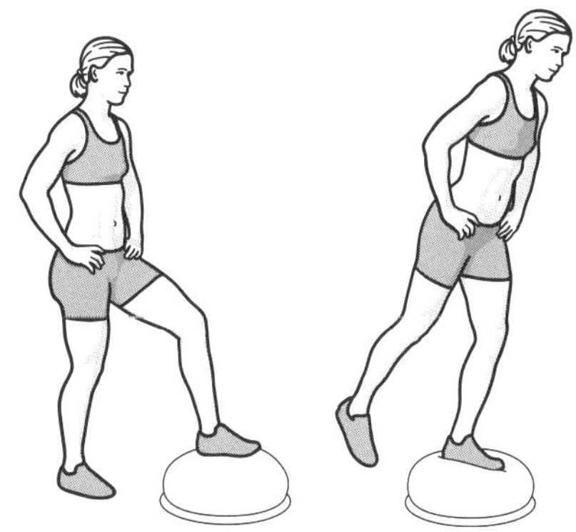

3 Lift-up auf dem Bosu-Ball

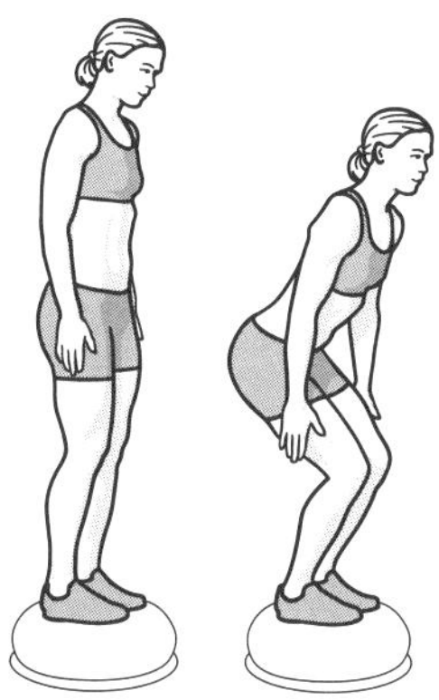

4 Kniebeuge auf dem Bosu-Ball

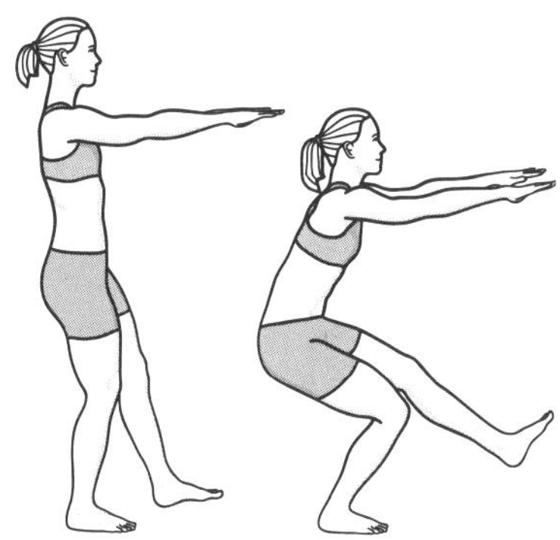

5 Einbeinige Kniebeuge

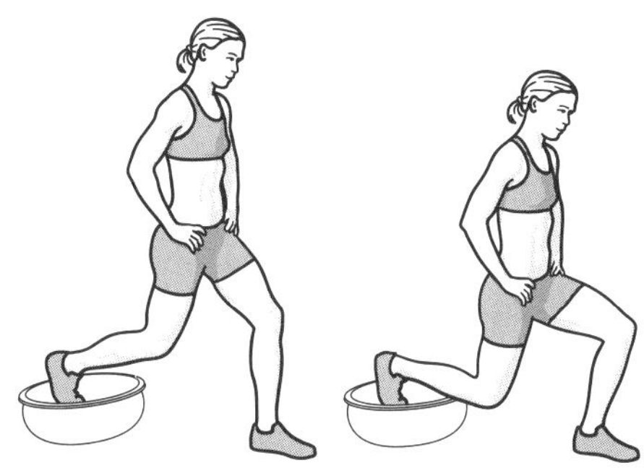

6 Ausfallschritt mit dem Bosu-Ball

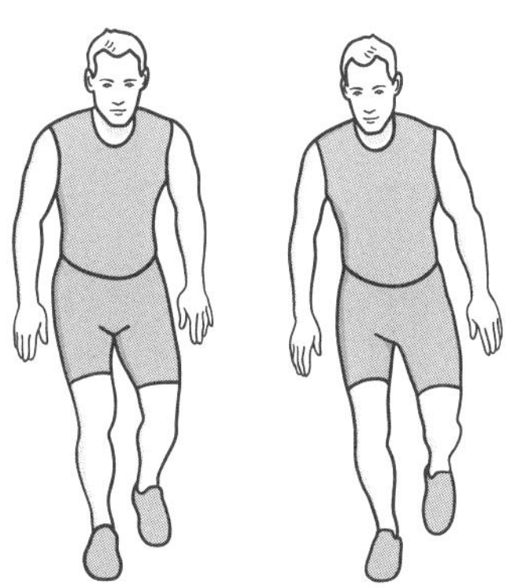

7 Einbeiniger Sprung

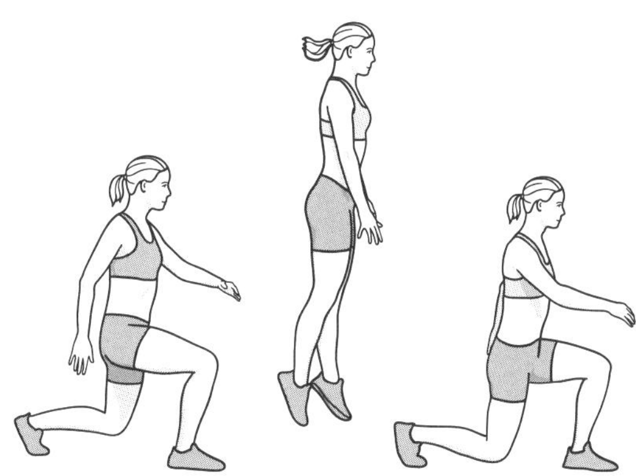

8 Ausfallschrittsprung

15 Explosives Gleichgewichtstraining

1 2 3

Trainingsschwerpunkt: Sprungkraft
Zirkelrunden: 2–3
Trainingsdauer: 30 Minuten (bei 2 Zirkelrunden) oder 40 Minuten (bei 3 Zirkelrunden)
Benötigtes Hilfsmittel: Box

	Übung	Wiederholungen/ Belastungszeit	Pause in Sek.	Seiten-wechsel	Intensität	Seite
1	Knieheben im Stand	60 Sek.	20	×	1	130
2	Ausfallschritt mit Knieheben	10 Wdh. je Seite	20		1	132
3	Wechselsprung	10 Wdh. je Seite	20		1	133
4	Einbeiniger Sprung	10 Wdh.	20	×	1	133
5	Boxsprung beidbeinig	10 Wdh.	20		2	134
6	Boxsprung einbeinig	10 Wdh.	20	×	3	134

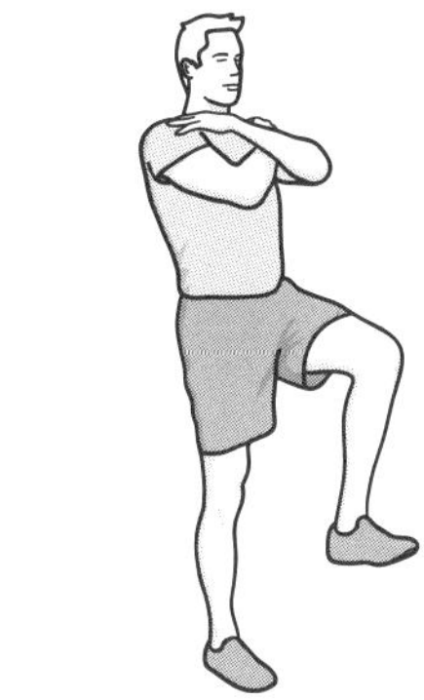

1 Knieheben im Stand

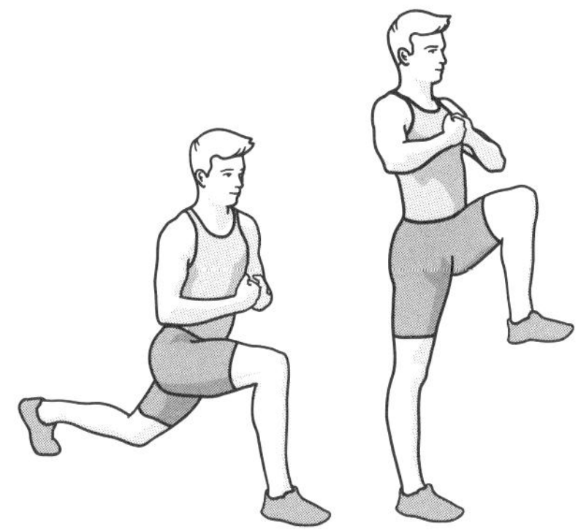

2 Ausfallschritt mit Knieheben

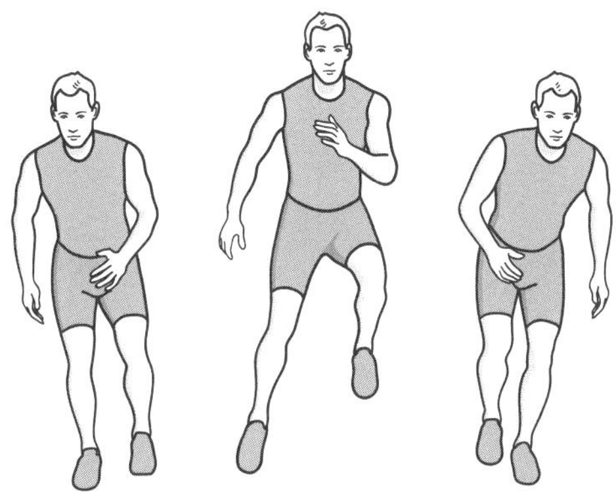

3 Wechselsprung

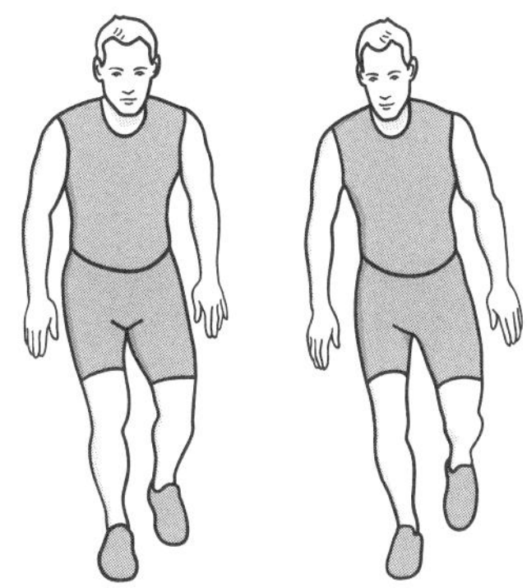

4 Einbeiniger Sprung

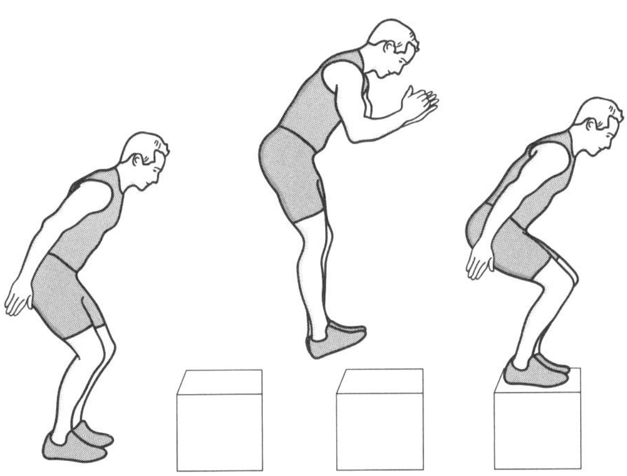

5 Boxsprung beidbeinig

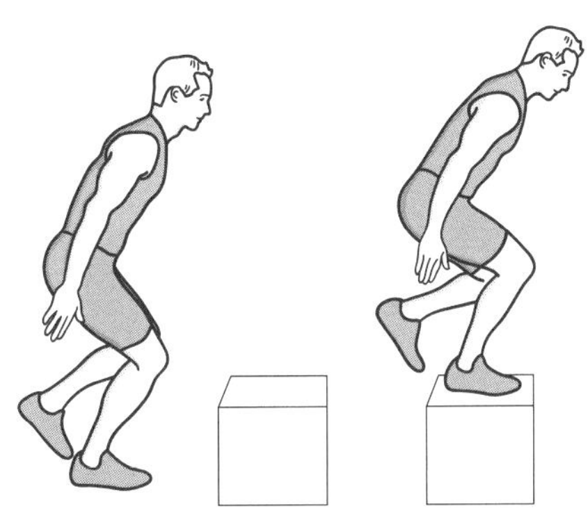

6 Boxsprung einbeinig

16 Starker Bauch und starker Rücken

1 **2** 3

Trainingsschwerpunkt: Rumpfkräftigung, Körperwahrnehmung, Reaktionsfähigkeit
Zirkelrunden: 2
Trainingsdauer: 40 Minuten
Benötigte Hilfsmittel: Balance Board, Bosu-Ball

	Übung	Wiederholungen/ Belastungszeit	Pause in Sek.	Seiten- wechsel	Intensität	Seite
1	Vierfüßlerstand mit Arm- und Beinheben auf dem Bosu-Ball	10 Wdh.	20	×	2	138
2	Stütz mit Füßen auf dem Bosu-Ball	60 Sek.	20		2	138
3	Seitstütz mit Beinheben auf dem Balance Board	10 Wdh.	20	×	2	140
4	Crunch auf dem Balance Board	15 Wdh.	20		2	141
5	Umgedrehte Planke mit Beinheben	10 Wdh. je Seite	20		2	142
6	Boot	60 Sek.	20		2	142
7	Standwaage mit nach vorn gestreckten Armen	30 Sek.	20	×	2	131

Hinweis: Alle Übungen auf instabilem Untergrund (Bosu-Ball und Balance Board) können auch auf stabilem Untergrund ausgeführt werden. Sie werden dadurch etwas einfacher.

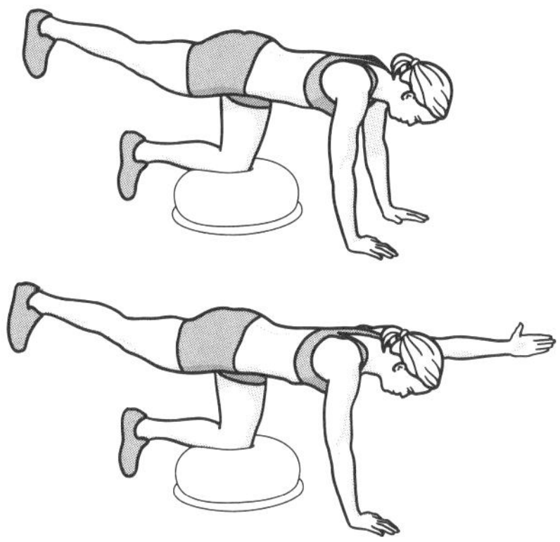

1 Vierfüßlerstand mit Arm- und Beinheben auf dem Bosu-Ball

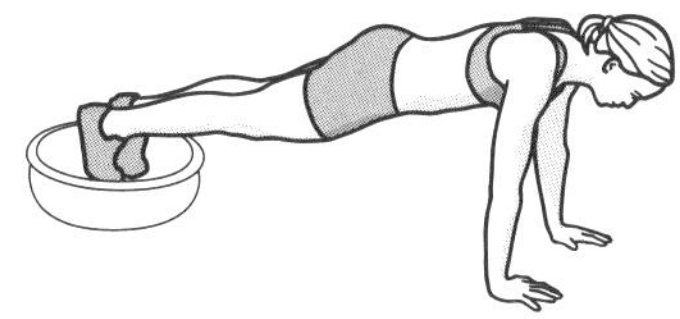

2 Stütz mit Füßen auf dem Bosu-Ball

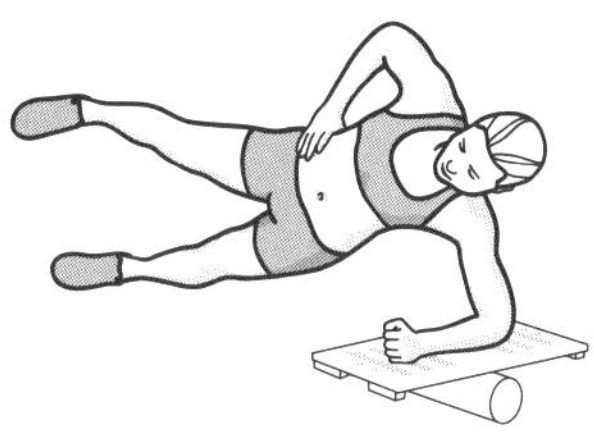

3 Seitstütz mit Beinheben auf dem Balance Board

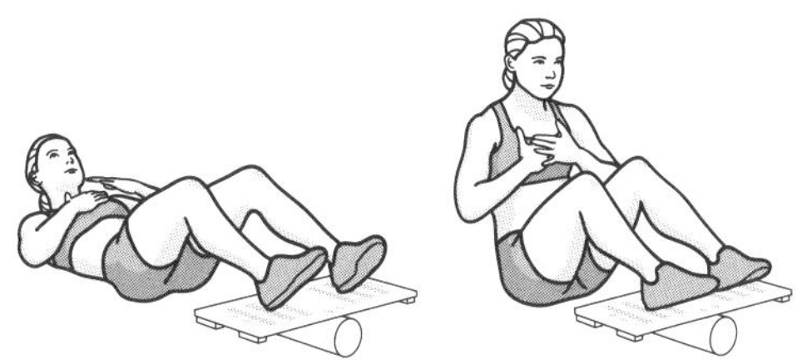

4 Crunch auf dem Balance Board

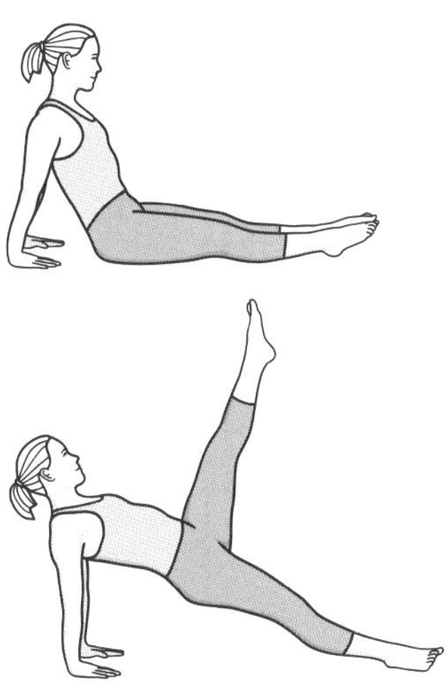

5 Umgedrehte Planke mit Beinheben

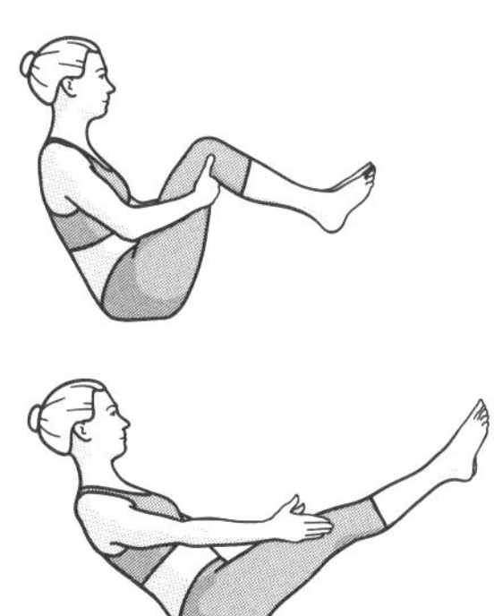

6 Boot

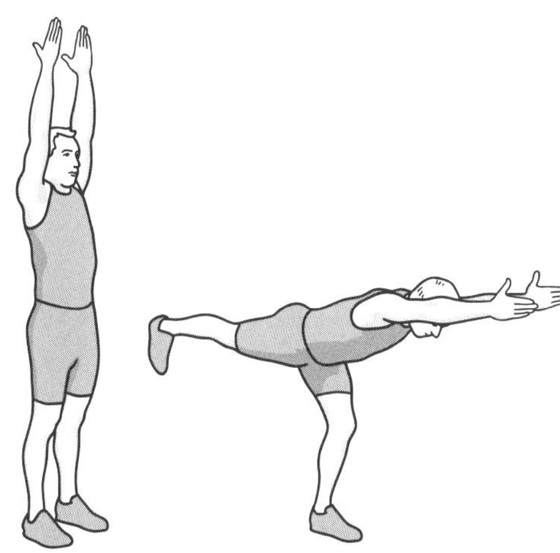

7 Standwaage mit nach vorn gestreckten Armen

17 Intensiv-Workout für absolute Körperkontrolle

❶ ❷ ❸

Trainingsschwerpunkt: Rumpfkräftigung, Reaktionsfähigkeit
Zirkelrunden: 2
Trainingsdauer: 35 Minuten
Benötigte Hilfsmittel: Gymnastikball, Bosu-Ball, Balance Board

	Übung	Wiederholungen/ Belastungszeit	Pause in Sek.	Seiten-wechsel	Intensität	Seite
1	Erhöhter Stütz auf dem Gymnastikball mit Armheben	10 Wdh. je Seite	20		1	128
2	Erhöhter Stütz auf dem Gymnastikball mit Beinheben	10 Wdh. je Seite	20		1	128
3	Stütz mit Arm- und Beinheben	10 Wdh. je Seite	20		3	124
4	Seitstütz mit Beinschere	10 Wdh.	20	×	2	125
5	Bosu-Ball-Schaukel im Stütz	60 Sek.	20		2	138
6	Bergsteiger auf dem Bosu-Ball	10 Wdh.	20	×	3	138
7	Umgedrehte Planke mit Beinheben	10 Wdh. je Seite	20		2	142
8	Balancesitz	60 Sek.	20		1	141

Hinweis: Übung 8 kann auch auf dem Bosu-Ball ausgeführt werden. Den Bosu-Ball dazu mit der runden Seite nach unten drehen.

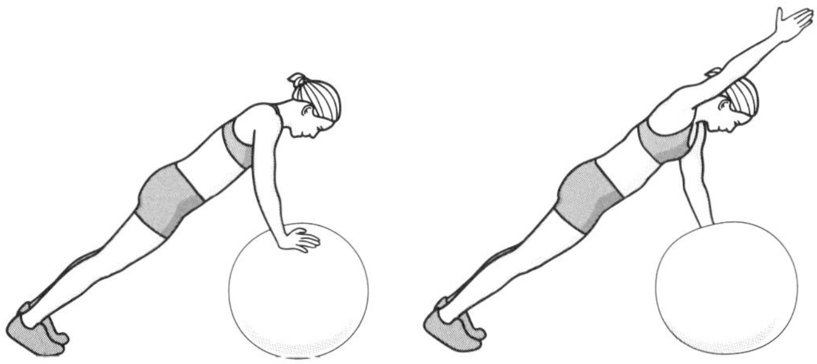

1 Erhöhter Stütz auf dem Gymnastikball mit Armheben

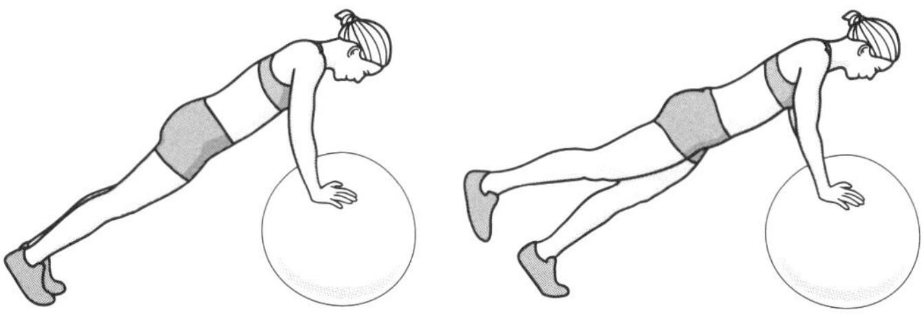

2 Erhöhter Stütz auf dem Gymnastikball mit Beinheben

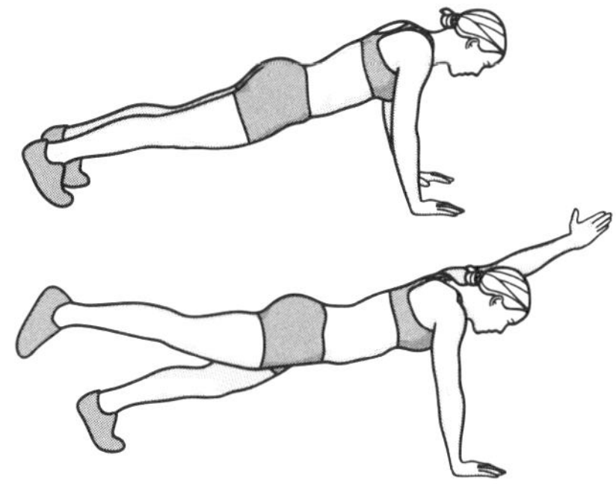

3 Stütz mit Arm- und Beinheben

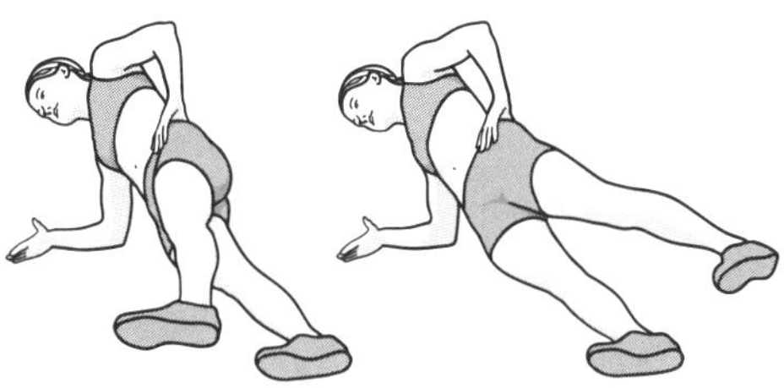

4 Seitstütz mit Beinschere

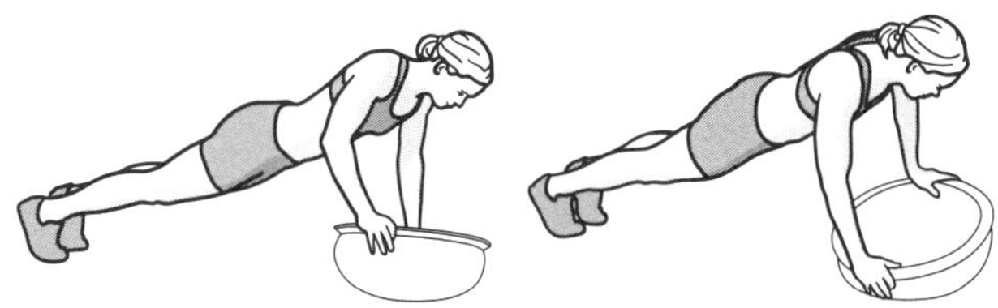

5 Bosu-Ball-Schaukel im Stütz

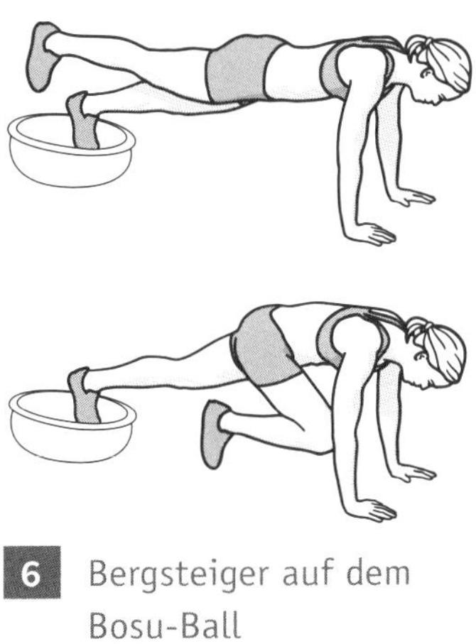

6 Bergsteiger auf dem Bosu-Ball

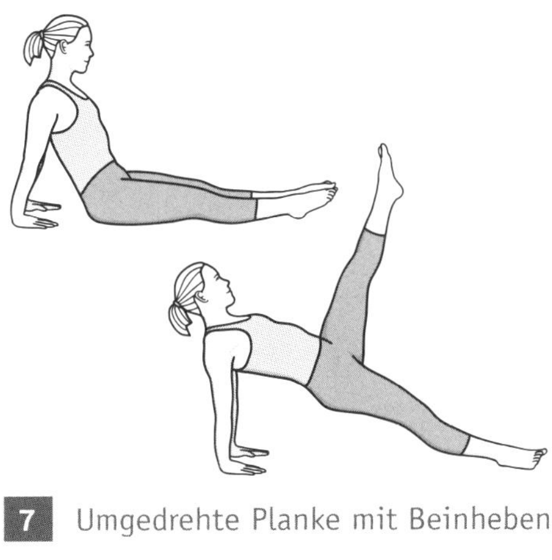

7 Umgedrehte Planke mit Beinheben

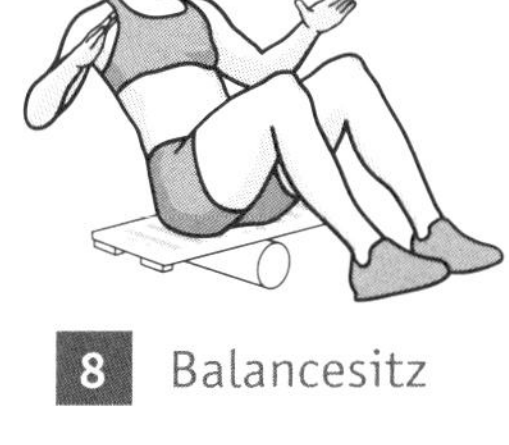

8 Balancesitz

18 Basisübungen auf dem Gymnastikball

1 2 3

Trainingsschwerpunkt: Ganzkörperstabilität, Rumpfkräftigung, Körperwahrnehmung
Zirkelrunden: 2
Trainingsdauer: 20 Minuten
Benötigtes Hilfsmittel: Gymnastikball

	Übung	Wiederholungen/ Belastungszeit	Pause in Sek.	Seiten-wechsel	Intensität	Seite
1	Knien auf dem Gymnastikball	60 Sek.	20		1	127
2	Erhöhter Stütz auf dem Gymnastikball mit Beinheben	5 Wdh. je Seite	20		1	128
3	Knien auf dem Gymnastikball mit Armheben	5 Wdh. je Seite	20		2	127
4	Beckenheben auf dem Gymnastikball	10 Wdh.	20		1	129

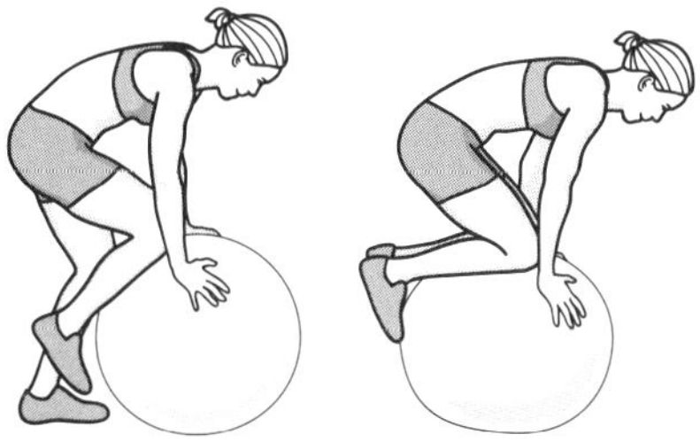

1 Knien auf dem Gymnastikball

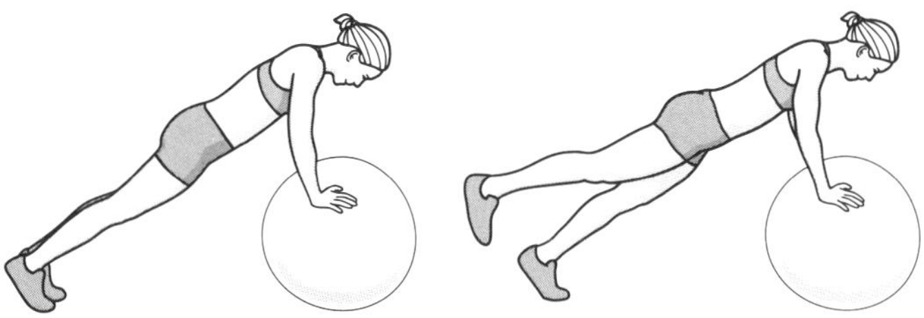

2 Erhöhter Stütz auf dem Gymnastikball mit Beinheben

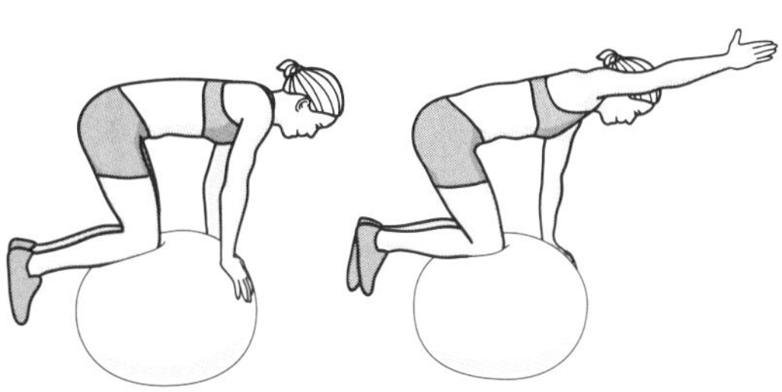

3 Knien auf dem Gymnastikball mit Armheben

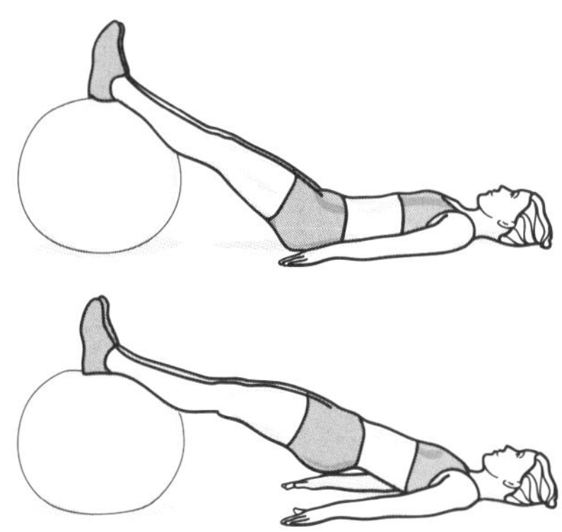

4 Beckenheben auf dem Gymnastikball

19 Mit dem Gymnastikball zu starken Bauch- und Rückenmuskeln

1 2 3

Trainingsschwerpunkt: Ganzkörperstabilität, Rumpfkräftigung
Zirkelrunden: 2
Trainingsdauer: 20 Minuten
Benötigtes Hilfsmittel: Gymnastikball

	Übung	Wiederholungen/ Belastungszeit	Pause in Sek.	Seiten-wechsel	Intensität	Seite
1	Erhöhter Stütz auf dem Gymnastikball mit Armheben	5 Wdh. je Seite	20		1	128
2	Erhöhter Stütz auf dem Gymnastikball mit Beinheben	5 Wdh. je Seite	20		1	128
3	Knien auf dem Gymnastikball	60 Sek.	20		1	127
4	Beckenheben auf dem Gymnastikball	10 Wdh.	20		1	129

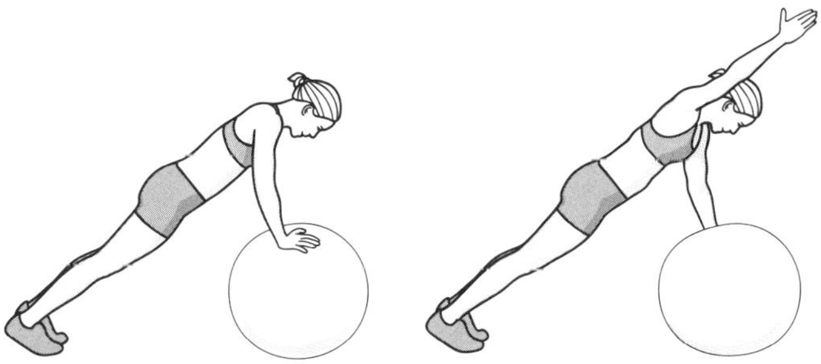

1 Erhöhter Stütz auf dem Gymnastikball mit Armheben

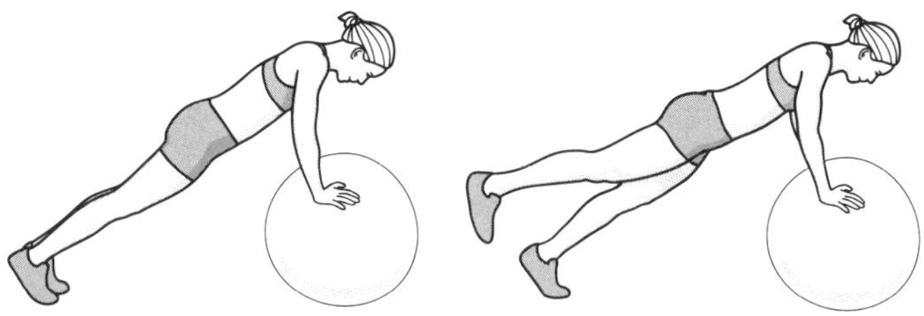

2 Erhöhter Stütz auf dem Gymnastikball mit Beinheben

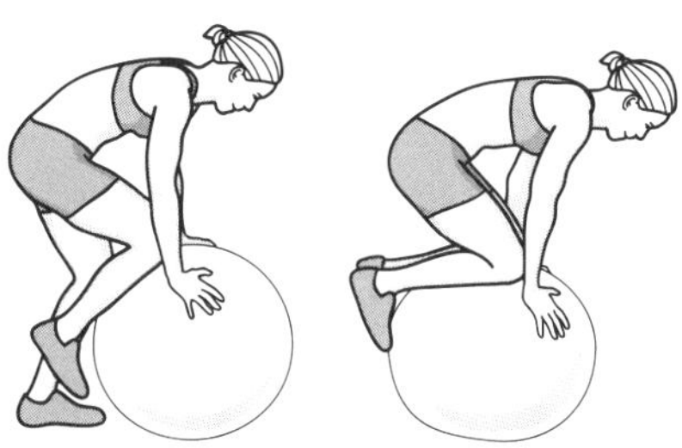

3 Knien auf dem Gymnastikball

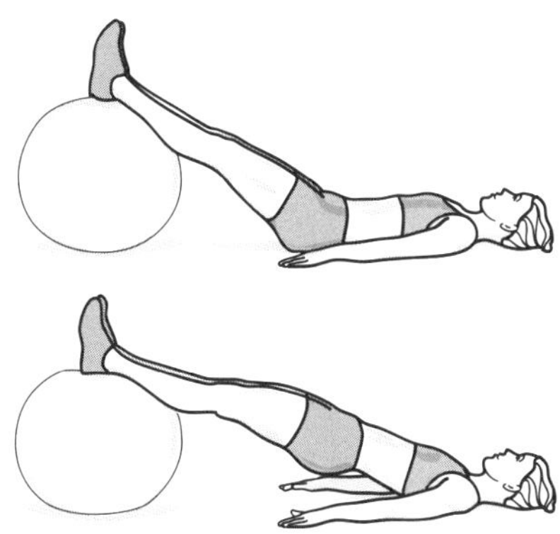

4 Beckenheben auf dem Gymnastikball

20 Balance-Challenge auf dem Gymnastikball

1 **2** 3

Trainingsschwerpunkt: Ganzkörperstabilität, Rumpfkräftigung, Reaktionsfähigkeit
Zirkelrunden: 2
Trainingsdauer: 15 Minuten
Benötigtes Hilfsmittel: Gymnastikball

	Übung	Wiederholungen/ Belastungszeit	Pause in Sek.	Seiten-wechsel	Intensität	Seite
1	Knien auf dem Gymnastikball	60 Sek.	20		1	127
2	Knien auf dem Gymnastikball mit Armheben	5 Wdh. je Seite	20		2	127
3	Knien auf dem Gymnastikball mit Beinheben	5 Wdh. je Seite	20		2	127
4	Kniestand auf dem Gymnastikball	60 Sek.	20		3	128

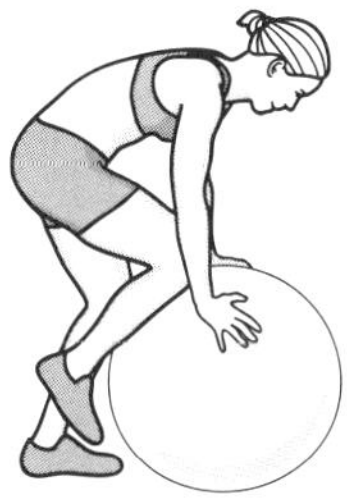

1 Knien auf dem Gymnastikball

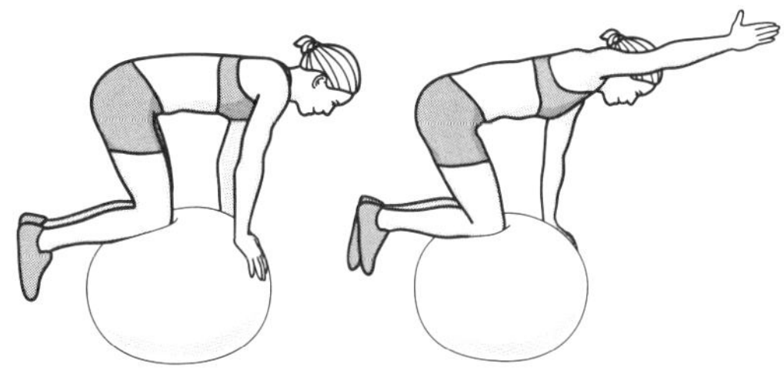

2 Knien auf dem Gymnastikball mit Armheben

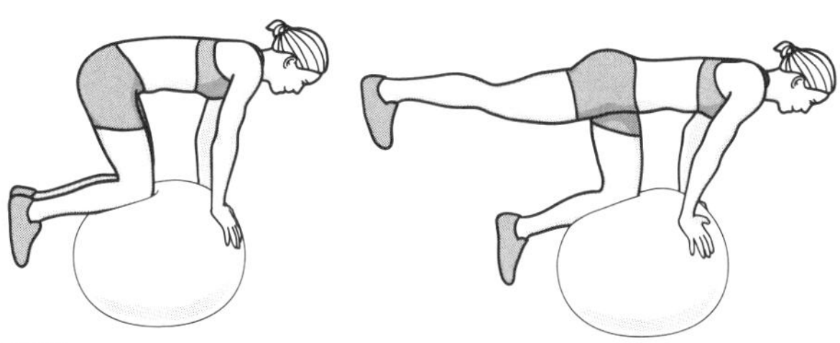

3 Knien auf dem Gymnastikball mit Beinheben

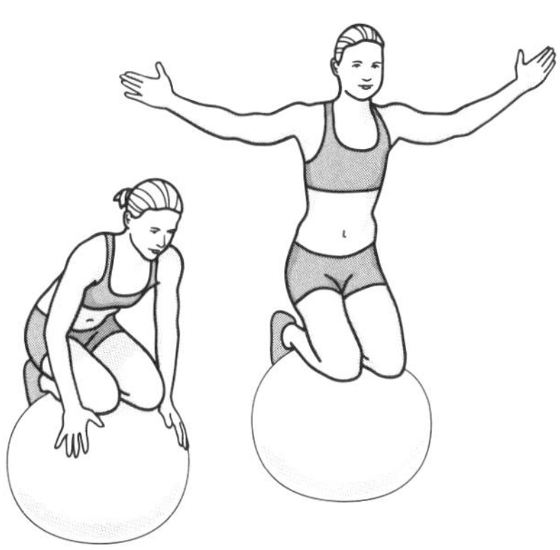

4 Kniestand auf dem Gymnastikball

21 Ein starker Core mit Gymnastikball und Bosu-Ball

1 2 3

Trainingsschwerpunkt: Rumpfkräftigung auf instabilem Untergrund, Rechts-links-Koordination
Zirkelrunden: 2
Trainingsdauer: 45 Minuten
Benötigte Hilfsmittel: Gymnastikball, Bosu-Ball, Box, Balance Board

	Übung	Wiederholungen/ Belastungszeit	Pause in Sek.	Seiten-wechsel	Intensität	Seite
1	Gleichseitiges Zusammenführen im Vierfüßlerstand	10 Wdh.	20	×	3	122
2	Wechselnder Stütz	5 Wdh. je Seite	20		3	124
3	Liegestütz mit Gymnastikball und Box	10 Wdh.	20		3	129
4	Beckenheben auf dem Gymnastikball	10 Wdh.	20		1	129
5	Bergsteiger auf dem Bosu-Ball	10 Wdh.	20	×	3	138
6	Stütz mit Füßen auf dem Bosu-Ball	60 Sek.	20		2	138
7	Superman auf dem Bosu-Ball	10 Wdh.	20		2	137
8	Balancesitz	60 Sek.	20		1	141

Hinweis: Übung 8 auf dem Bosu-Ball ausführen. Dazu auf die runde Seite des Bosu-Balls setzen.

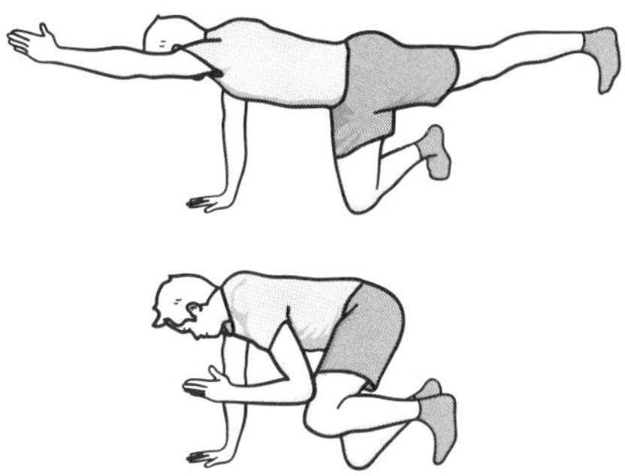

1 Gleichseitiges Zusammenführen im Vierfüßlerstand

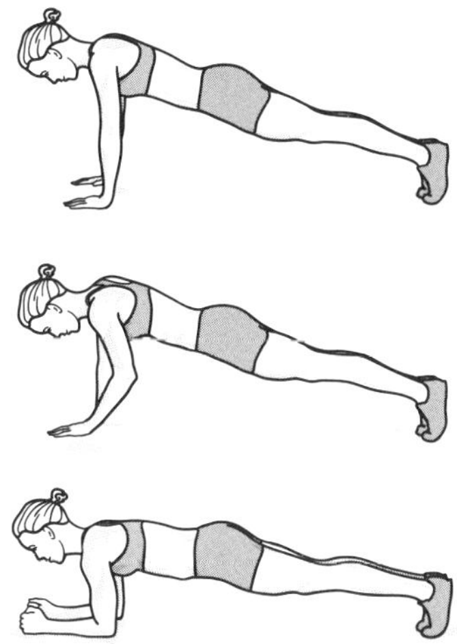

2 Wechselnder Stütz

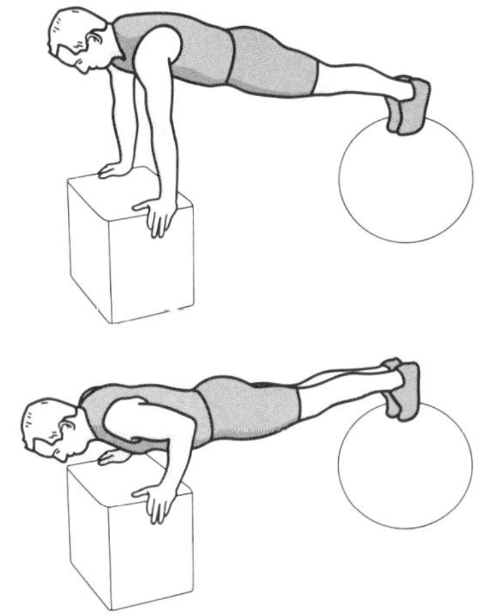

3 Liegestütz mit Gymnastikball und Box

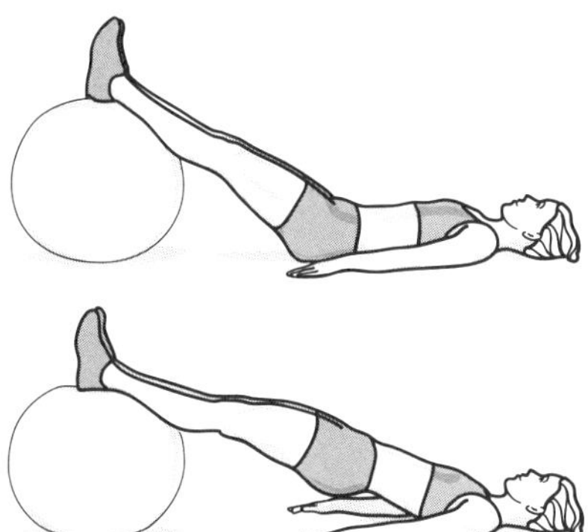

4 Beckenheben auf dem Gymnastikball

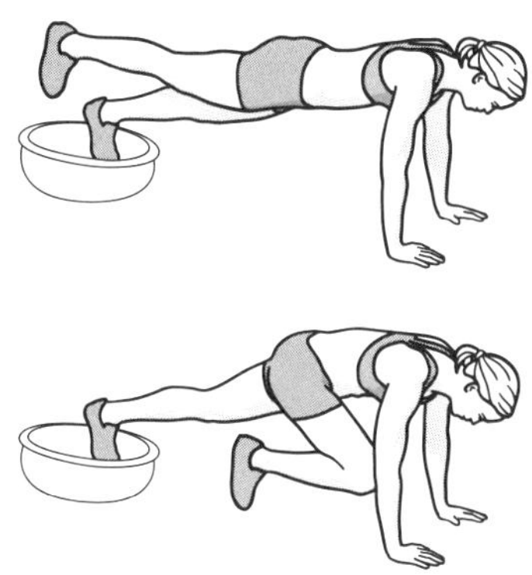

5 Bergsteiger auf dem Bosu-Ball

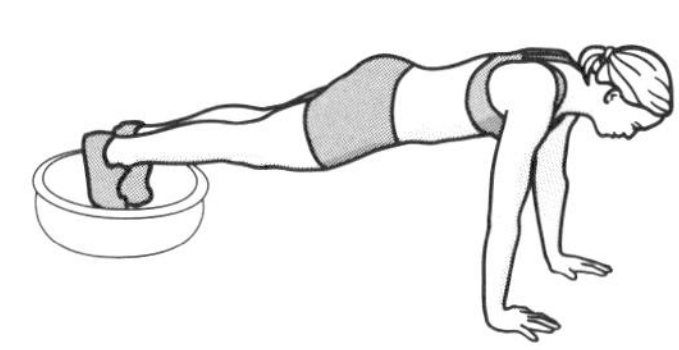

6 Stütz mit Füßen auf dem Bosu-Ball

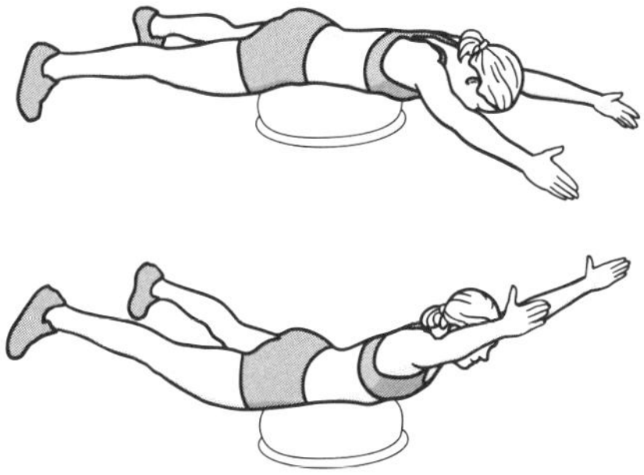

7 Superman auf dem Bosu-Ball

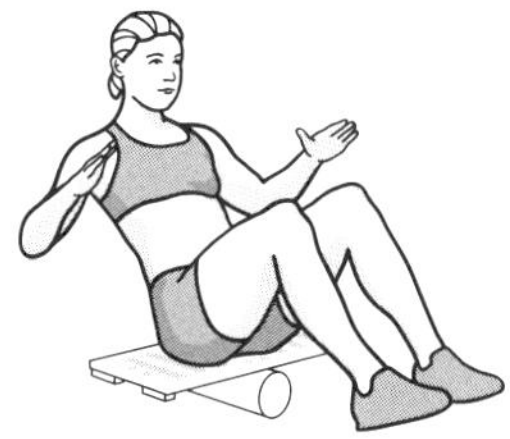

8 Balancesitz

22 Basisübungen auf dem Balance Pad ❶❷❸

Trainingsschwerpunkt: Beinachsenstabilität, Ganzkörperstabilität, Körperwahrnehmung, Reaktionsfähigkeit
Zirkelrunden: 2
Trainingsdauer: 20 Minuten
Benötigtes Hilfsmittel: Balance Pad

	Übung	Wiederholungen/ Belastungszeit	Pause in Sek.	Seiten-wechsel	Intensität	Seite
1	Blitz	60 Sek.	20		1	143
2	Fersenheben	15 Wdh.	20		1	135
3	Einbeiniges Fersenheben	10 Wdh.	20	×	2	135
4	Einbeinstand	60 Sek.	20	×	1	135
5	Baum	60 Sek.	20	×	1	142
6	Einbeiniger Sprung	10 Wdh.	20	×	1	133

Hinweis: Die Übungen 1, 5 und 6 können auch auf dem Balance Pad ausgeführt werden.

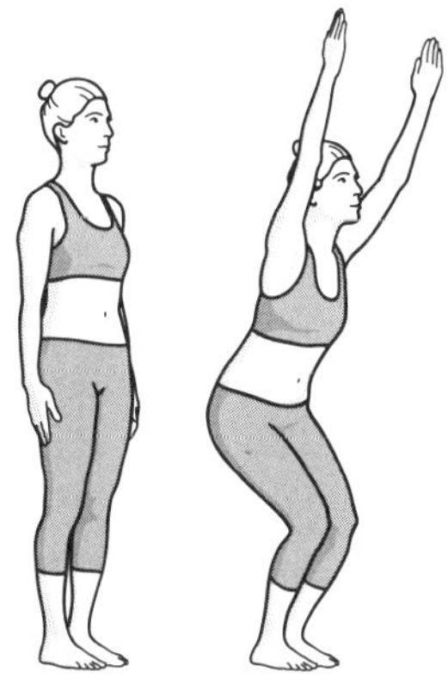

1 Blitz

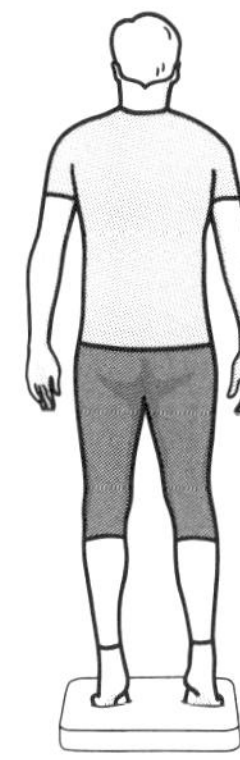

2 Fersenheben

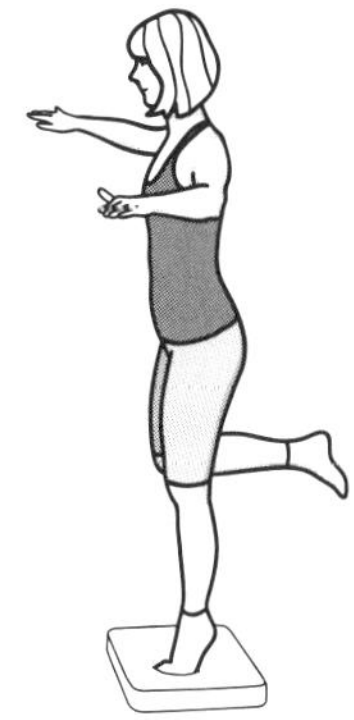

3 Einbeiniges Fersenheben

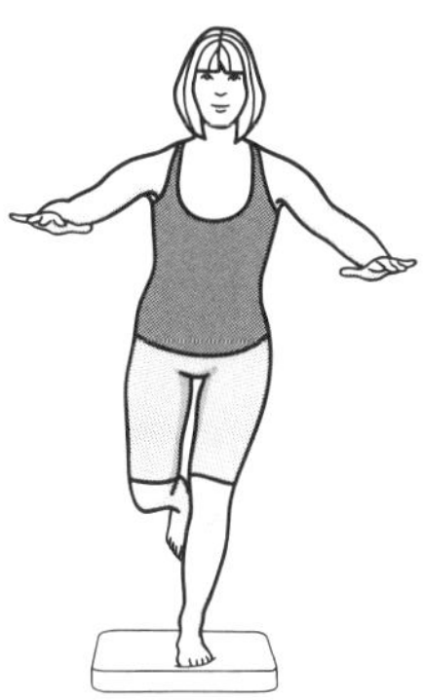

4 Einbeinstand

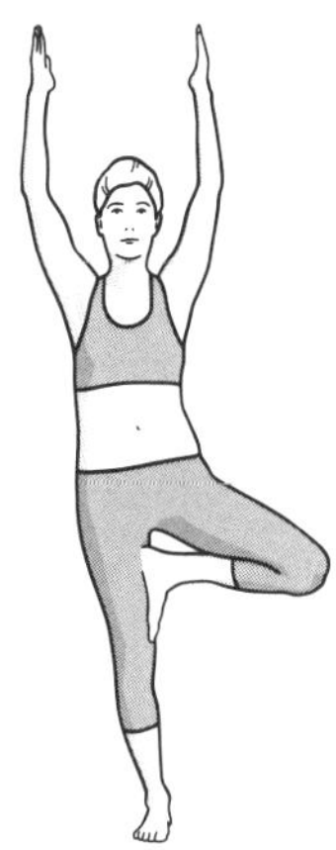

5 Baum

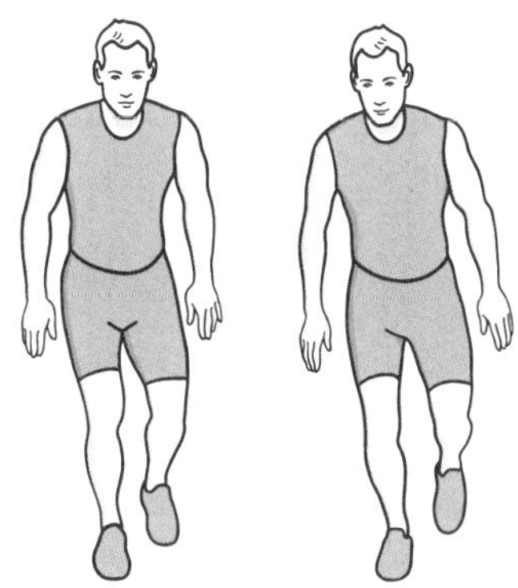

6 Einbeiniger Sprung

23 Gleichgewicht, Kontrolle und Koordination auf dem Balance Pad

1 2 3

Trainingsschwerpunkt: Beinachsenstabilität, Ganzkörperstabilität, Reaktionsfähigkeit
Zirkelrunden: 2
Trainingsdauer: 25 Minuten
Benötigtes Hilfsmittel: Balance Pad

	Übung	Wiederholungen/ Belastungszeit	Pause in Sek.	Seiten- wechsel	Intensität	Seite
1	Beinschwingen	15 Wdh.	20	×	1	132
2	Zehen-Fersen-Stand	15 Wdh.	20		1	130
3	Standwaage mit zur Seite gestreckten Armen	60 Sek.	20	×	1	130
4	Diagonales Knie-Arm-Zusammenführen im Stand	10 Wdh.	20	×	1	131
5	Einbeiniges Fersenheben	10 Wdh.	20	×	2	135
6	Einbeinstand	60 Sek.	20	×	1	135

Hinweis: Die Übungen 1, 2, 3 und 4 können auf dem Balance Pad ausgeführt werden. Dadurch erhöht sich die Schwierigkeit.

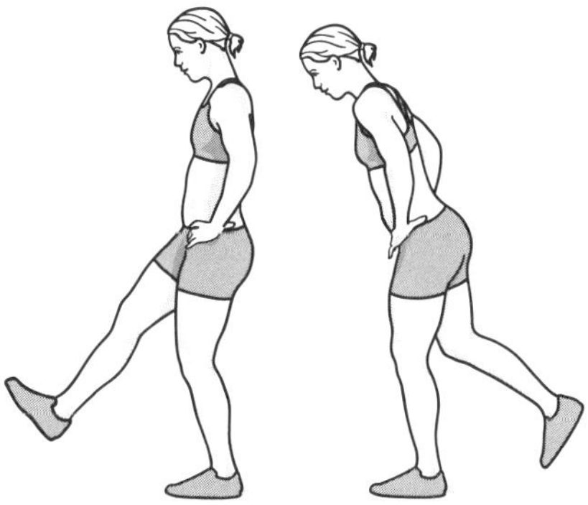

1 Beinschwingen

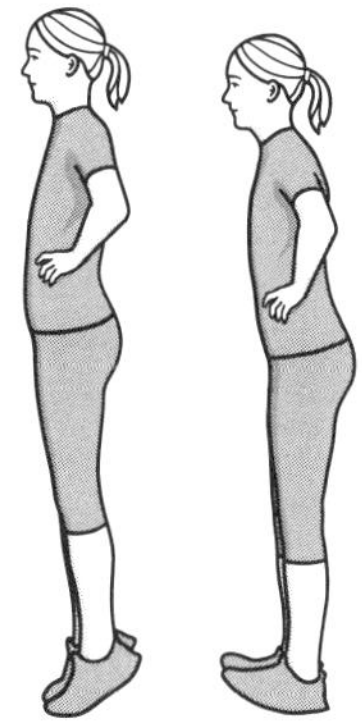

2 Zehen-Fersen-Stand

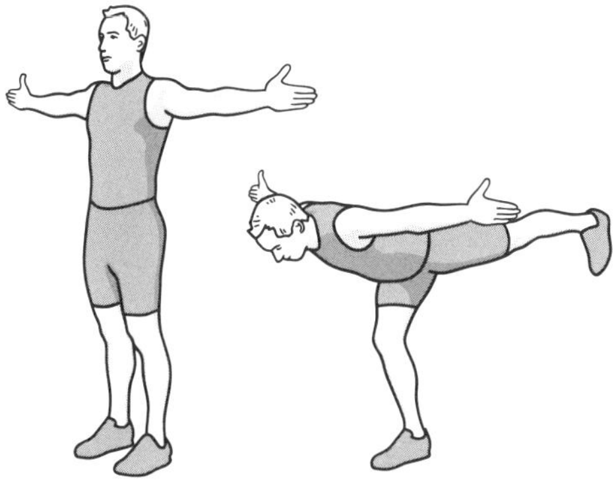

3 Standwaage mit zur Seite gestreckten Armen

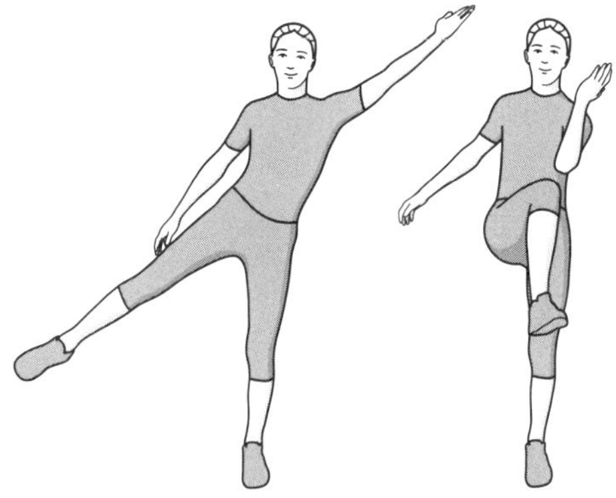

4 Diagonales Knie-Arm-Zusammenführen im Stand

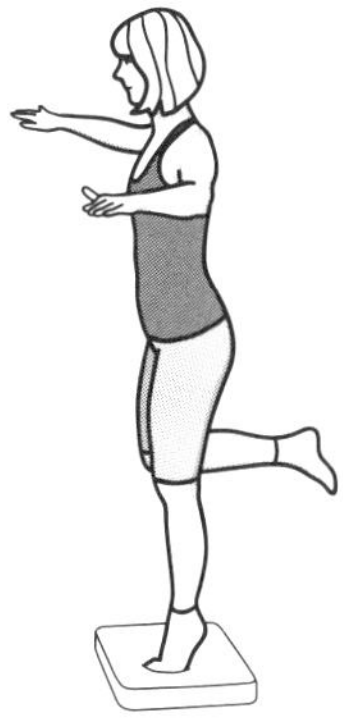

5 Einbeiniges Fersenheben

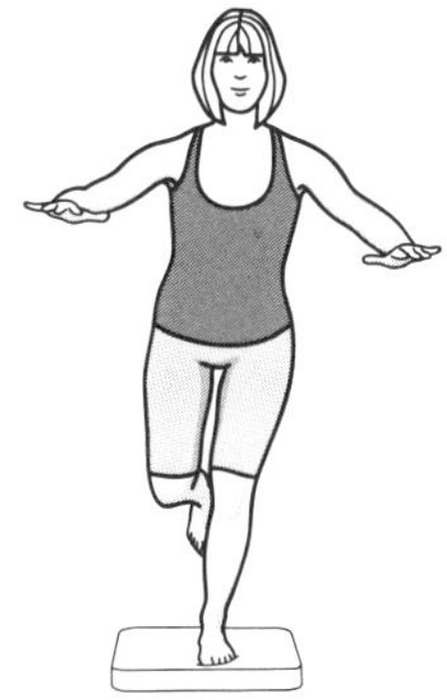

6 Einbeinstand

24 Dynamisches Gleichgewichtstraining mit dem Bosu-Ball 1 2 3

Trainingsschwerpunkt: Beinachsenstabilität, Ganzkörperstabilität, Reaktionsfähigkeit
Zirkelrunden: 2
Trainingsdauer: 30 Minuten
Benötigtes Hilfsmittel: Bosu-Ball

	Übung	Wiederholungen/ Belastungszeit	Pause in Sek.	Seiten-wechsel	Intensität	Seite
1	Marschieren auf dem Bosu-Ball	60 Sek.	20		1	136
2	Lift-up auf dem Bosu-Ball	10 Wdh.	20	×	1	136
3	Baum	60 Sek.	20	×	1	142
4	Beinschwingen	10 Wdh.	20	×	1	132
5	Diagonales Knie-Arm-Zusammenführen im Stand	10 Wdh.	20	×	1	131
6	Vierfüßlerstand mit Arm- und Beinheben auf dem Bosu-Ball	10 Wdh.	20	×	2	138
7	Bosu-Ball-Schaukel im Stütz	60 Sek.	20		2	138

Hinweis: Die Übungen 3, 4 und 5 können auf dem Bosu-Ball ausgeführt werden. Dadurch erhöht sich die Schwierigkeit. Den Bosu-Ball dazu mit der runden Seite nach unten platzieren.

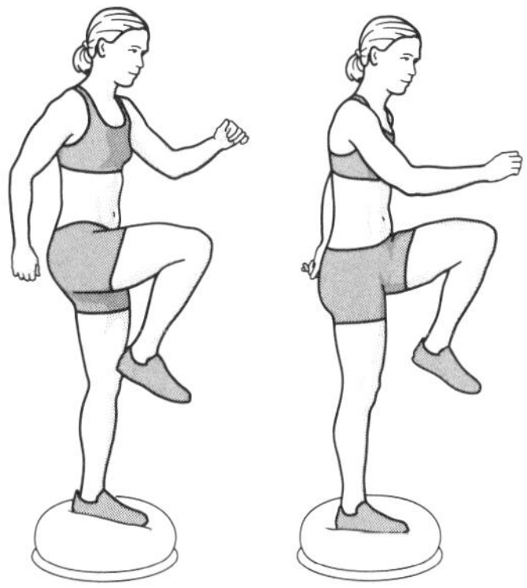

1 Marschieren auf dem Bosu-Ball

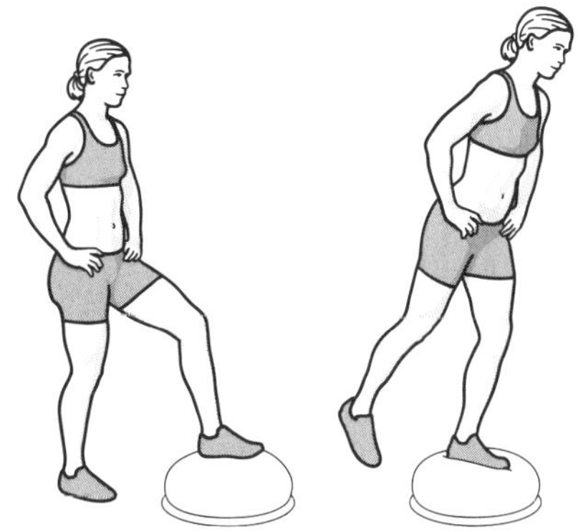

2 Lift-up auf dem Bosu-Ball

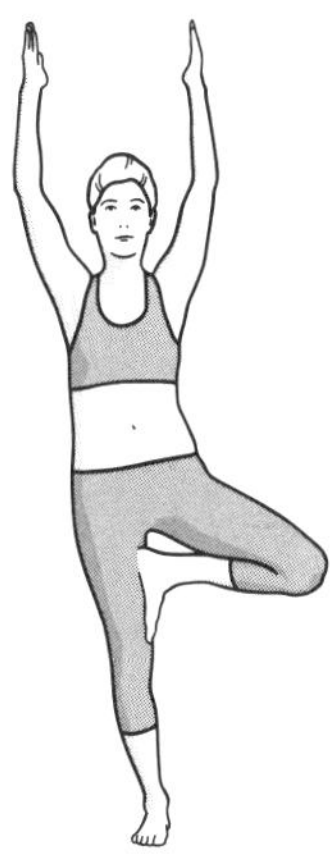

3 Baum

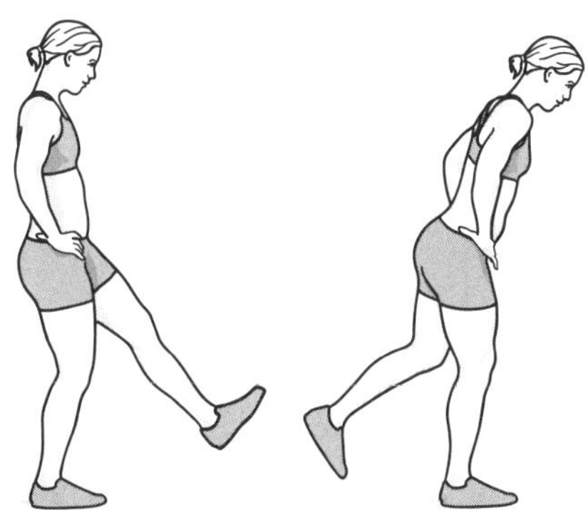

4 Beinschwingen

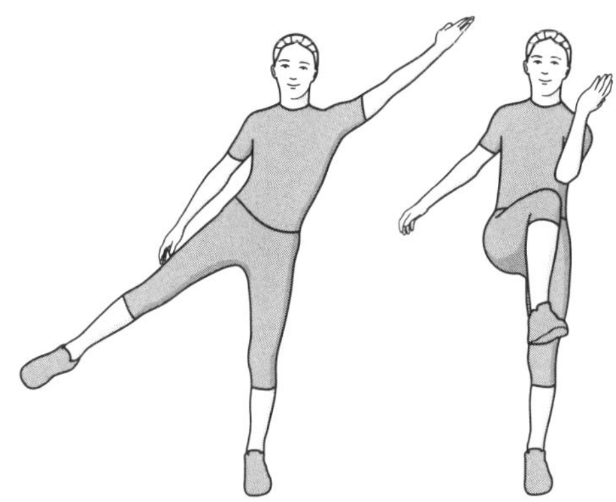

5 Diagonales Knie-Arm-Zusammenführen im Stand

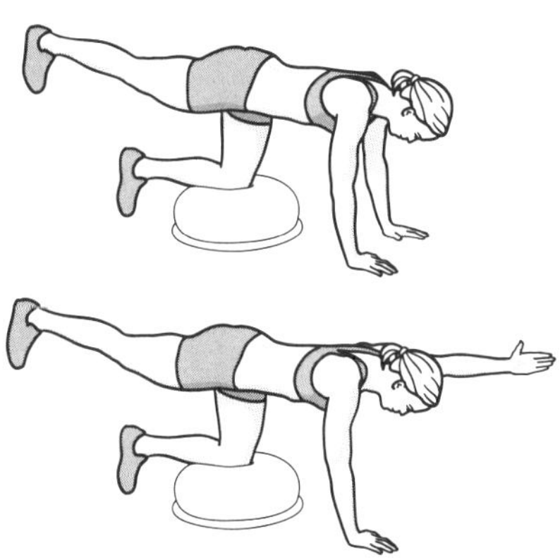

6 Vierfüßlerstand mit Arm- und Beinheben auf dem Bosu-Ball

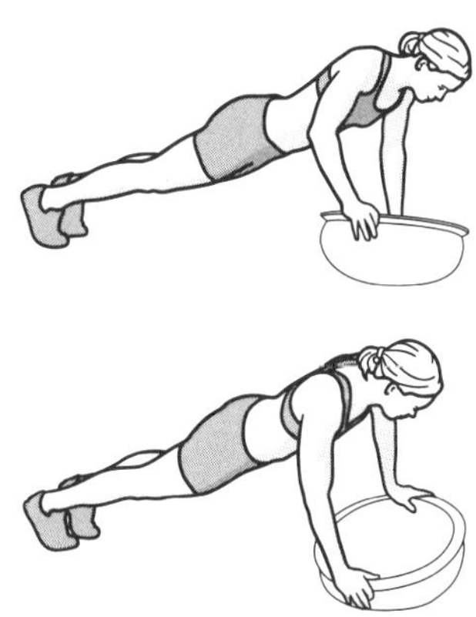

7 Bosu-Ball-Schaukel im Stütz

25 Kraft und Stabilität mit dem Bosu-Ball

1 **2** 3

Trainingsschwerpunkt: Gleichgewichtsübungen auf dem Bosu-Ball, Ganzkörperstabilität, Reaktionsfähigkeit
Zirkelrunden: 2
Trainingsdauer: 30 Minuten
Benötigtes Hilfsmittel: Bosu-Ball

	Übung	Wiederholungen/ Belastungszeit	Pause in Sek.	Seiten-wechsel	Intensität	Seite
1	Lift-up auf dem Bosu-Ball	10 Wdh.	20	×	1	136
2	Kniebeuge auf dem Bosu-Ball	10 Wdh.	20		1	136
3	Ausfallschritt mit dem Bosu-Ball	10 Wdh.	20	×	2	136
4	Seitlicher Ausfallschritt mit dem Bosu-Ball	10 Wdh.	20	×	2	137
5	Oberkörperheben in Bauchlage auf dem Bosu-Ball	10 Wdh.	20		1	137
6	Vierfüßlerstand mit Arm- und Beinheben auf dem Bosu-Ball	10 Wdh.	20	×	2	138
7	Stütz mit Füßen auf dem Bosu-Ball	60 Sek.	20		2	138

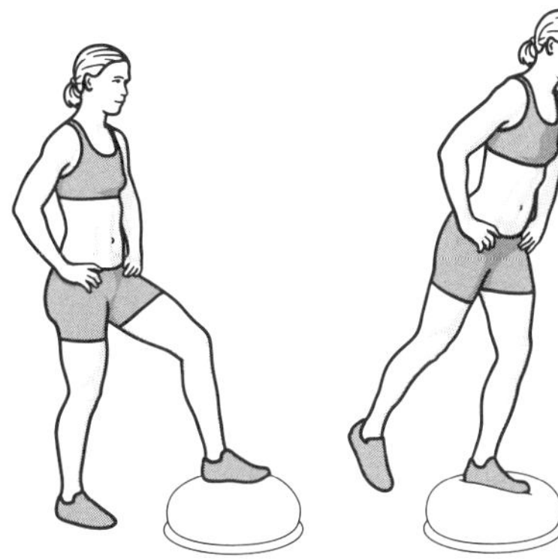

1 Lift-up auf dem Bosu-Ball

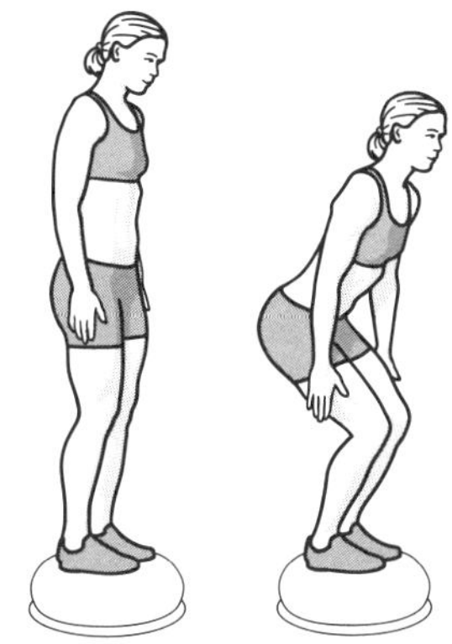

2 Kniebeuge auf dem Bosu-Ball

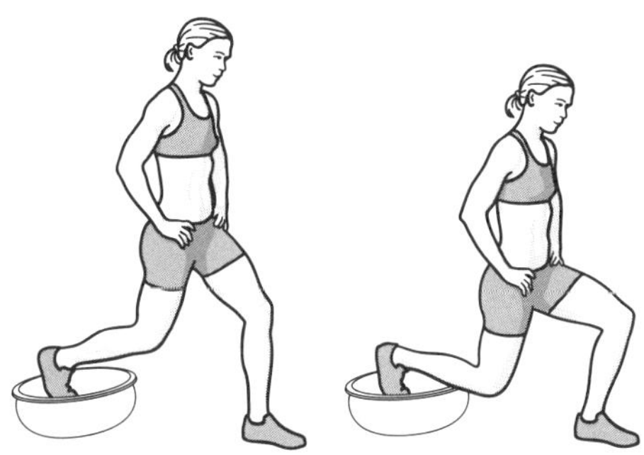

3 Ausfallschritt mit dem Bosu-Ball

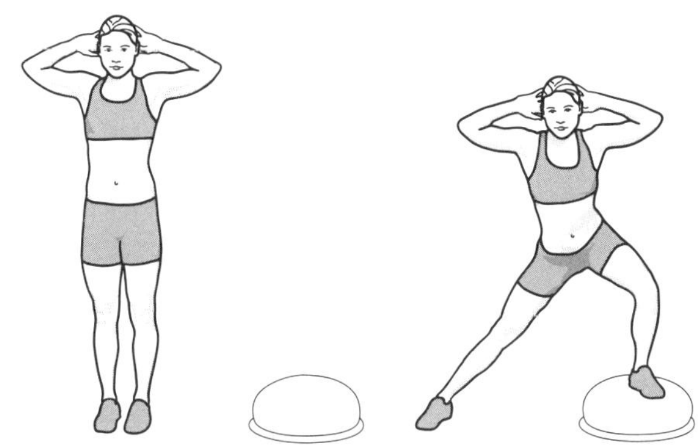

4 Seitlicher Ausfallschritt mit dem Bosu-Ball

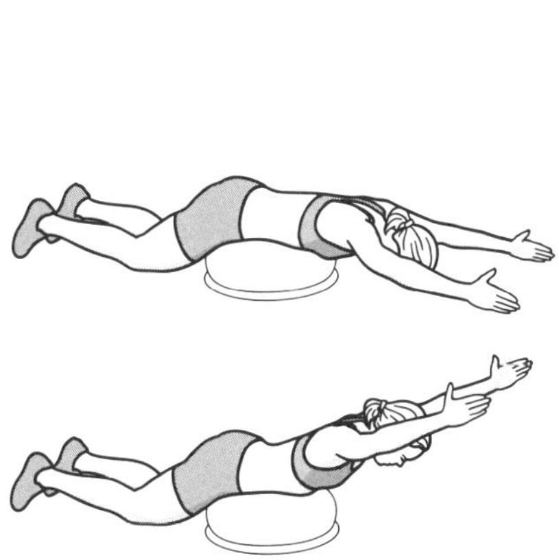

5 Oberkörperheben in Bauchlage auf dem Bosu-Ball

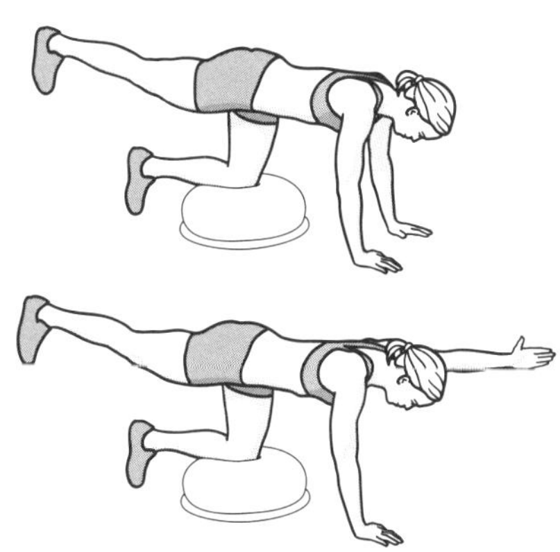

6 Vierfüßlerstand mit Arm- und Beinheben auf dem Bosu-Ball

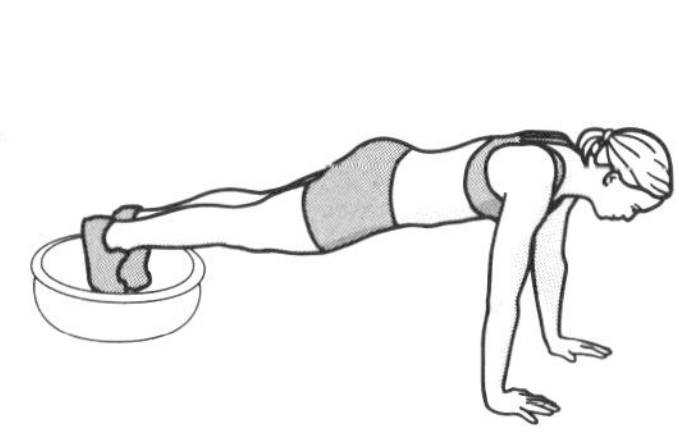

7 Stütz mit Füßen auf dem Bosu-Ball

26 Innere Power auf dem Bosu-Ball

1 2 3

Trainingsschwerpunkt: Ganzkörperstabilität auf dem Bosu-Ball
Zirkelrunden: 2
Trainingsdauer: 30 Minuten
Benötigtes Hilfsmittel: Bosu-Ball

	Übung	Wiederholungen/ Belastungszeit	Pause in Sek.	Seiten-wechsel	Intensität	Seite
1	Kniebeuge auf dem Bosu-Ball	15 Wdh.	20		1	136
2	Bosu-Ball-Schaukel im Stütz	60 Sek.	20		2	138
3	Bergsteiger auf dem Bosu-Ball	10 Wdh.	20	×	3	138
4	Superman auf dem Bosu-Ball	10 Wdh.	20		2	137
5	Boot	60 Sek.	20		2	142
6	Standwaage mit nach vorn gestreckten Armen	60 Sek.	20	×	2	131

Hinweis: Die Übungen 5 und 6 können auf dem Bosu-Ball ausgeführt werden. Dadurch erhöht sich die Schwierigkeit. Für das Boot und die Standwaage den Bosu-Ball mit der runden Seite nach oben platzieren.

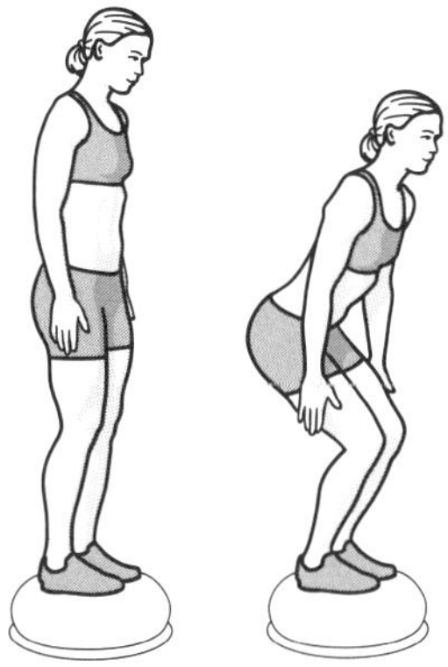

1 Kniebeuge auf dem Bosu-Ball

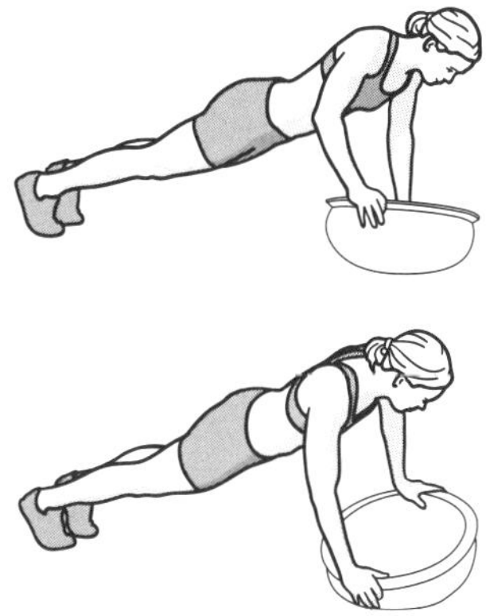

2 Bosu-Ball-Schaukel im Stütz

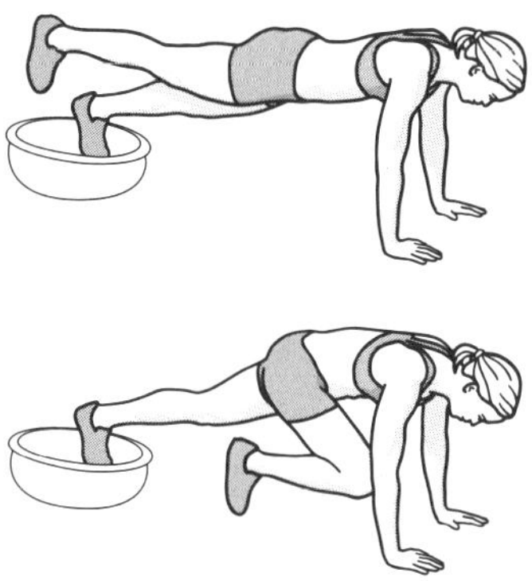

3 Bergsteiger auf dem Bosu-Ball

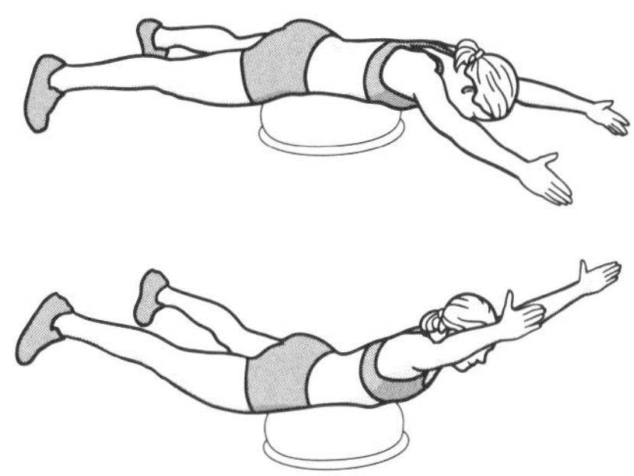

4 Superman auf dem Bosu-Ball

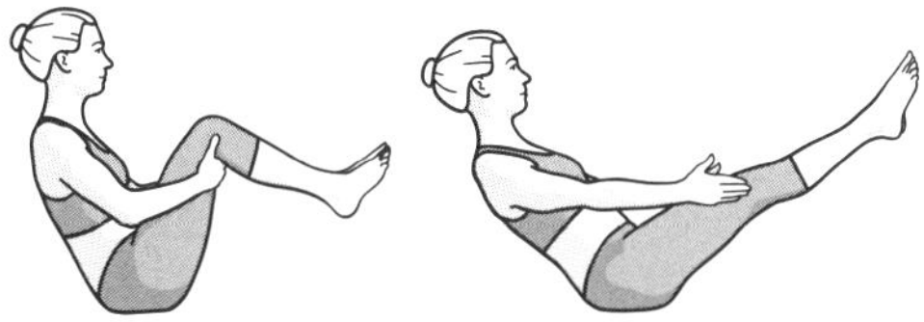

5 Boot

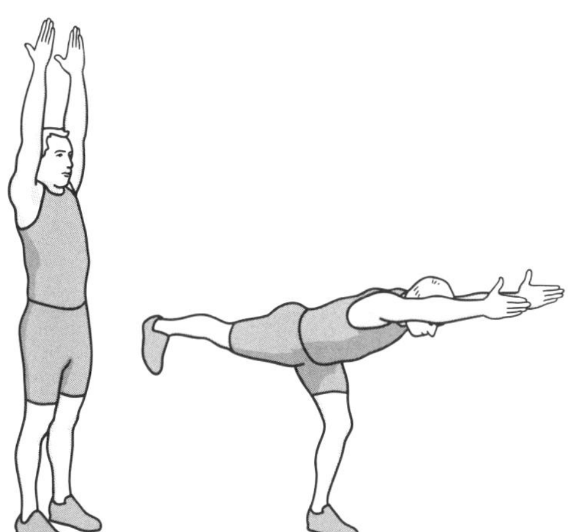

6 Standwaage mit nach vorn gestreckten Armen

27 Basisübungen auf dem Balance Board ❶❷❸

Trainingsschwerpunkt: Rumpfkräftigung, Ganzkörperstabilität
Zirkelrunden: 2
Trainingsdauer: 20 Minuten
Benötigtes Hilfsmittel: Balance Board

	Übung	Wiederholungen/ Belastungszeit	Pause in Sek.	Seiten-wechsel	Intensität	Seite
1	Vierfüßlerstand mit Knieheben auf dem Balance Board	10 Wdh.	20		1	139
2	Seitstütz auf dem Balance Board	30 Sek.	20	×	2	140
3	Beckenheben mit Brettbewegung	60 Sek.	20		1	140
4	Crunch auf dem Balance Board	15 Wdh.	20		2	141
5	Balancesitz	60 Sek.	20		1	141

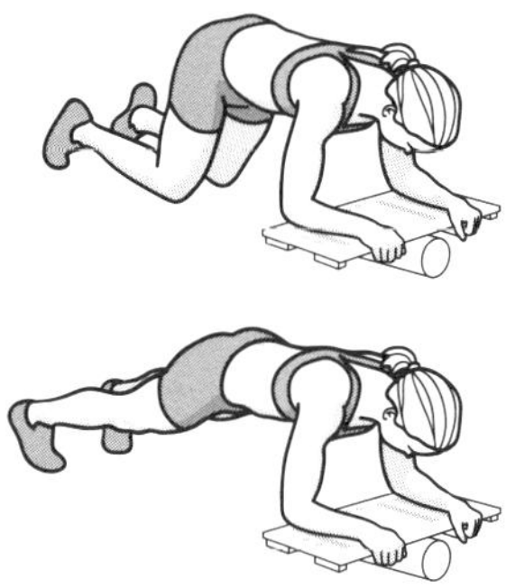

1 Vierfüßlerstand mit Knieheben auf dem Balance Board

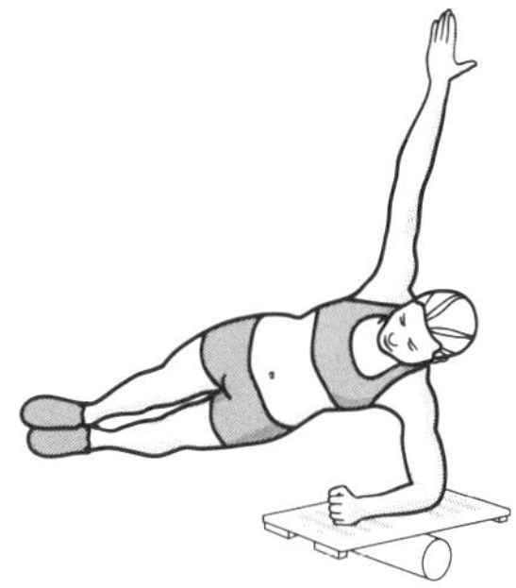

2 Seitstütz auf dem Balance Board

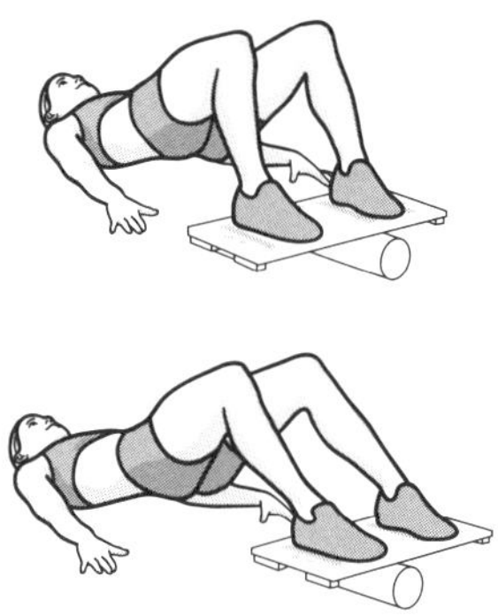

3 Beckenheben mit Brettbewegung

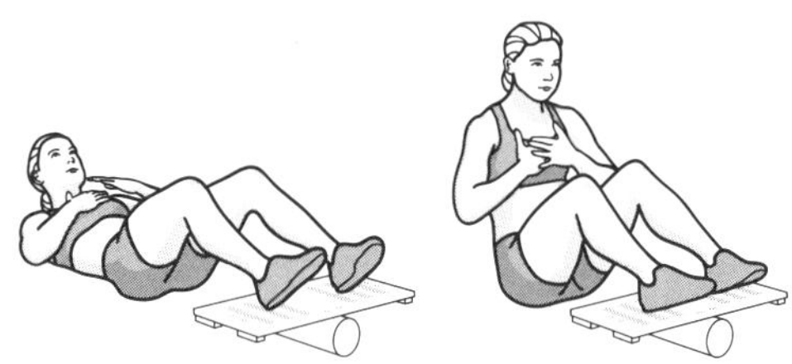

4 Crunch auf dem Balance Board

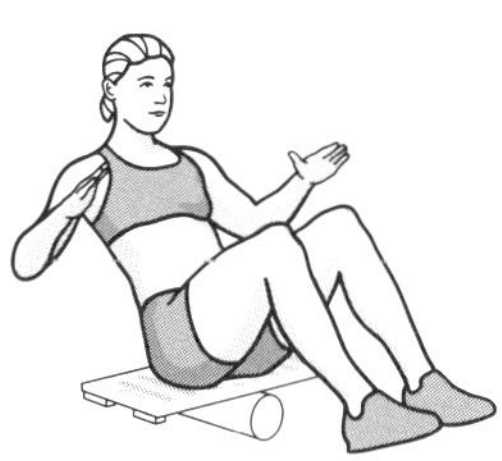

5 Balancesitz

28 Ein starker Oberkörper mit dem Balance Board

1 **2** 3

Trainingsschwerpunkt: Stabilisation von Schultern und Armen
Zirkelrunden: 2
Trainingsdauer: 25 Minuten
Benötigtes Hilfsmittel: Balance Board

	Übung	Wiederholungen/ Belastungszeit	Pause in Sek.	Seiten-wechsel	Intensität	Seite
1	Stütz mit Brettbewegung	60 Sek.	20		2	139
2	Seitstütz mit Beinheben auf dem Balance Board	10 Wdh.	20	×	2	140
3	Liegestütz auf dem Balance Board	10 Wdh.	20		3	139
4	Seitstütz mit Beinschere	10 Wdh.	20	×	3	125
5	Dreibeiniger Hund	60 Sek.	20	×	2	143
6	Vierfüßlerstand mit Knieheben auf dem Balance Board	10 Wdh.	20		1	139

Hinweis: Die Übungen 4 und 5 können auf dem Balance Board ausgeführt werden. Dadurch erhöht sich die Schwierigkeit. Beim Seitstütz das Balance Board unter dem Unterarm platzieren. Beim dreibeinigen Hund mit den Händen auf dem Balance Board aufstützen.

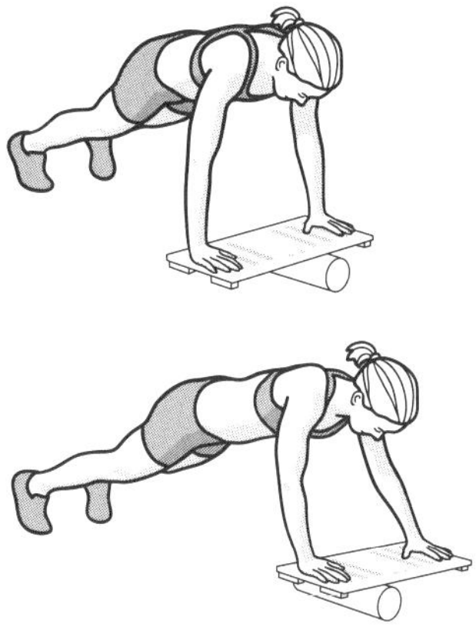

1 Stütz mit Brettbewegung

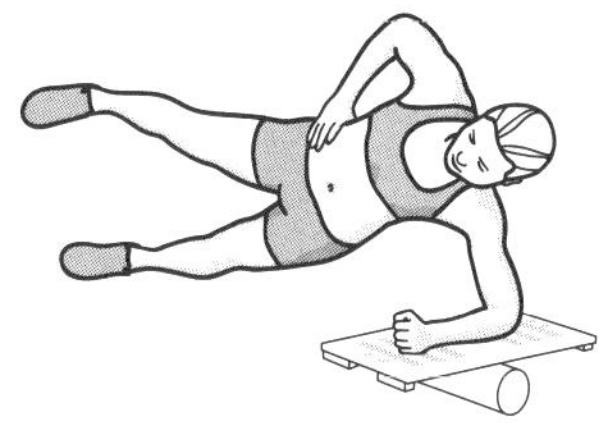

2 Seitstütz mit Beinheben auf dem Balance Board

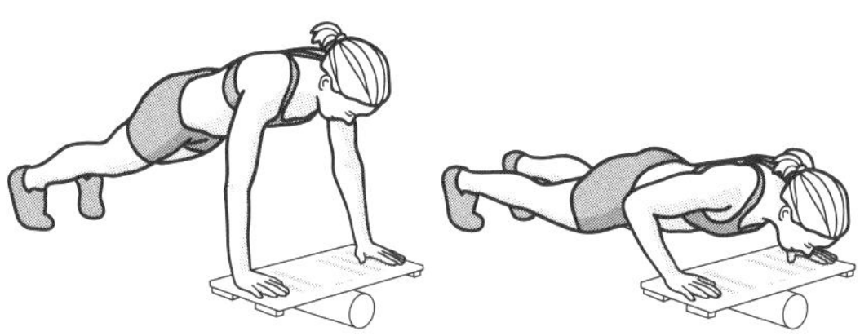

3 Liegestütz auf dem Balance Board

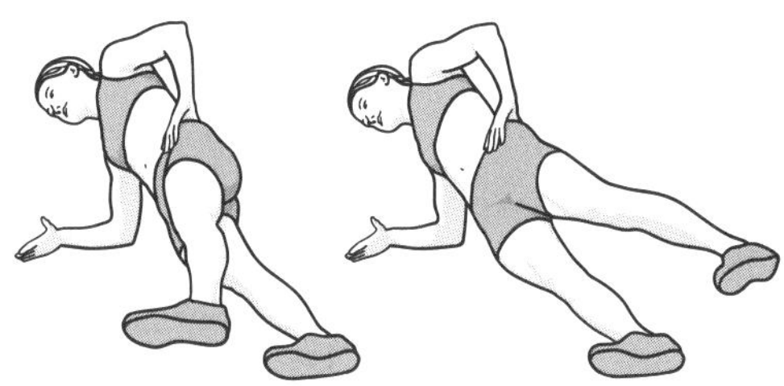

4 Seitstütz mit Beinschere

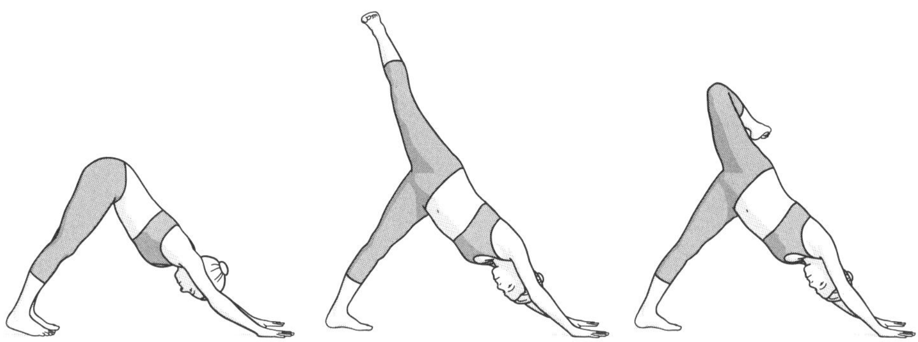

5 Dreibeiniger Hund

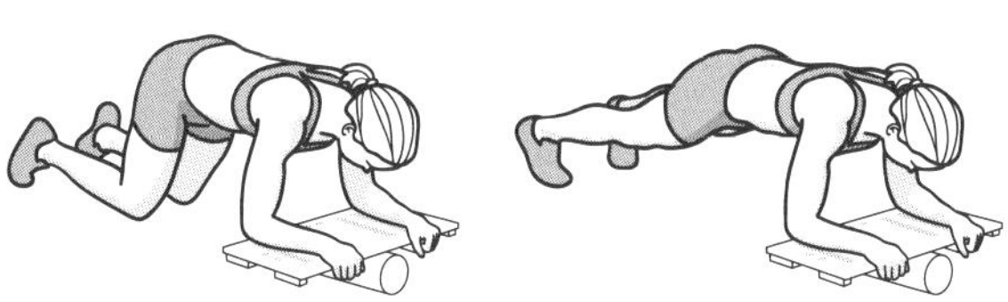

6 Vierfüßlerstand mit Knieheben auf dem Balance Board

29 Eine starke Körpermitte mit dem Balance Board

1 2 **3**

Trainingsschwerpunkt: Rumpfstabilisation und -kräftigung
Zirkelrunden: 2
Trainingsdauer: 40 Minuten
Benötigtes Hilfsmittel: Balance Board

	Übung	Wiederholungen/ Belastungszeit	Pause in Sek.	Seiten-wechsel	Intensität	Seite
1	Crunch auf dem Balance Board	15 Wdh.	20		2	141
2	Liegestütz auf dem Balance Board	10 Wdh.	20		3	139
3	Seitstütz mit Beinheben auf dem Balance Board	10 Wdh.	20	×	2	140
4	Vierfüßlerstand mit Knieheben auf dem Balance Board	10 Wdh.	20		1	139
5	Stütz mit Brettbewegung	60 Sek.	20		2	139
6	Beckenheben mit Brettbewegung	60 Sek.	20		1	140
7	Balancesitz	60 Sek.	20		1	141
8	Umgedrehte Planke mit Beinheben	10 Wdh. je Seite	20		2	142

Hinweis: Die Übung 8 kann auch auf dem Balance Board ausgeführt werden. Dadurch erhöht sich die Schwierigkeit. Dazu die Hände auf dem Balance Board platzieren.

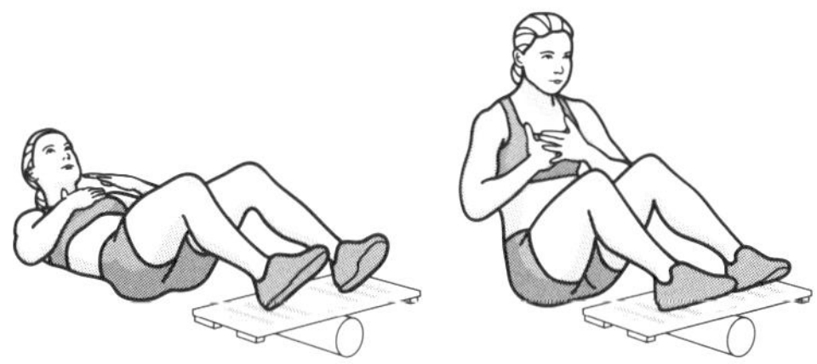

1 Crunch auf dem Balance Board

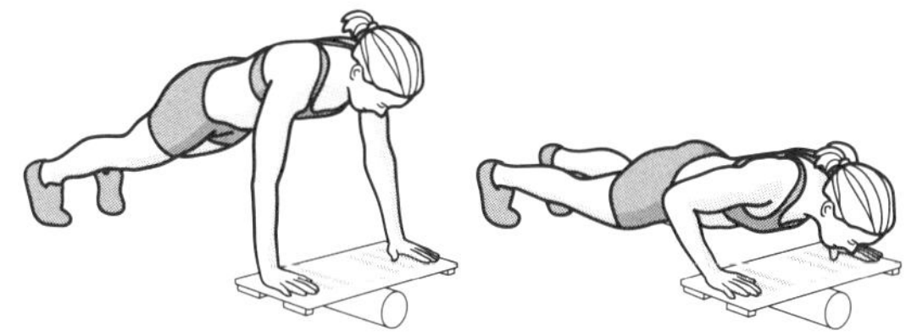

2 Liegestütz auf dem Balance Board

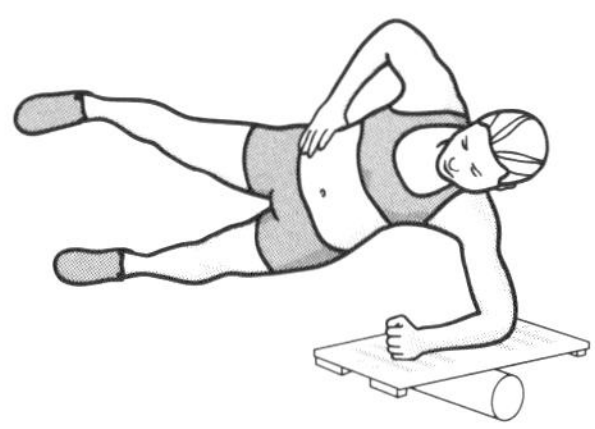

3 Seitstütz mit Beinheben auf dem Balance Board

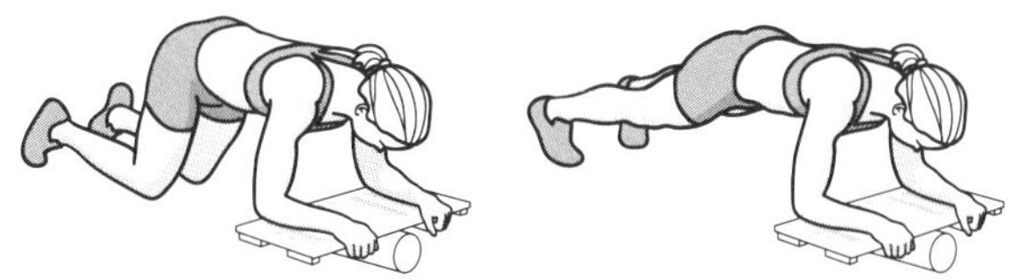

4 Vierfüßlerstand mit Knieheben auf dem Balance Board

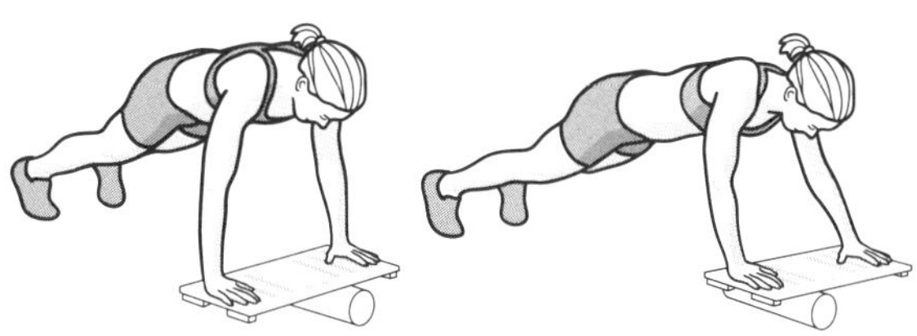

5 Stütz mit Brettbewegung

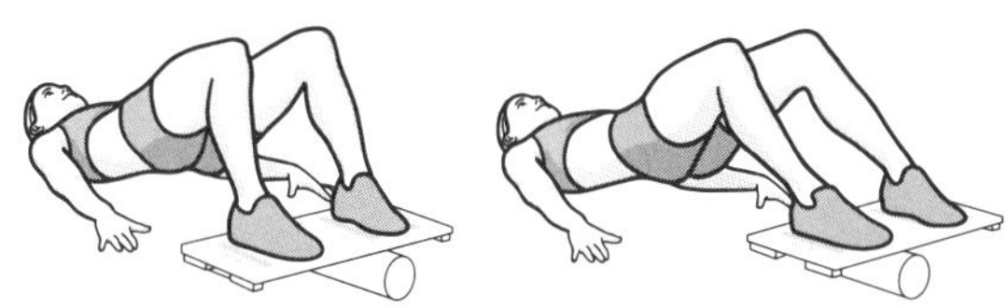

6 Beckenheben mit Brettbewegung

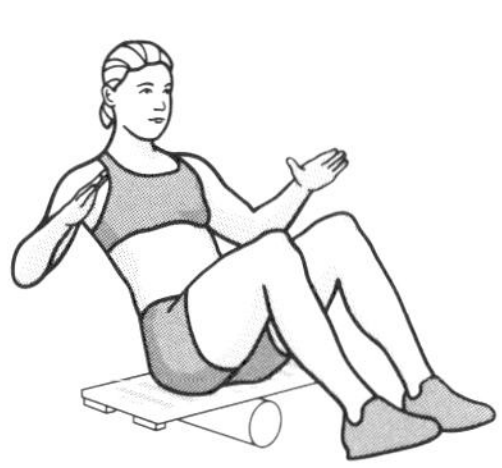

7 Balancesitz

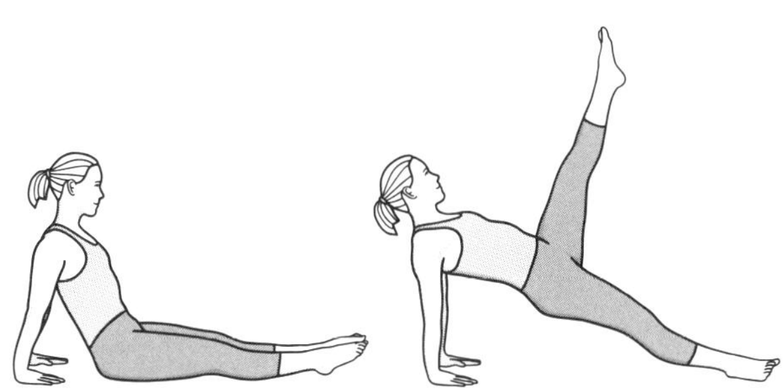

8 Umgedrehte Planke mit Beinheben

30 Für starke Beine und einen knackigen Po

❶ **❷** ❸

Trainingsschwerpunkt: Stabilisation und Kräftigung der Beine und des Gesäßes
Zirkelrunden: 2
Trainingsdauer: 25 Minuten
Benötigtes Hilfsmittel: Bosu-Ball, Balance Board

	Übung	Wiederholungen/ Belastungszeit	Pause in Sek.	Seiten- wechsel	Intensität	Seite
1	Ausfallschritt mit dem Bosu-Ball	10 Wdh.	20	×	2	136
2	Blitz	60 Sek.	20		1	143
3	Beckenheben mit Brettbewegung	60 Sek.	20		1	140
4	Seitstütz mit Beinheben auf dem Balance Board	10 Wdh.	20	×	2	140
5	Erhöhter Stütz mit wechselseitigem Beinheben	10 Wdh. je Seite	20		2	123
6	Fersenheben	10 Wdh.	20		1	135

Hinweis: Die Übungen 2, 5 und 6 können auf dem Balance Board ausgeführt werden. Dadurch erhöht sich die Schwierigkeit. Die Übungen 2 und 6 stehend auf dem Balance Board ausführen. Beim erhöhten Stütz mit den Händen auf dem Balance Board abstützen.

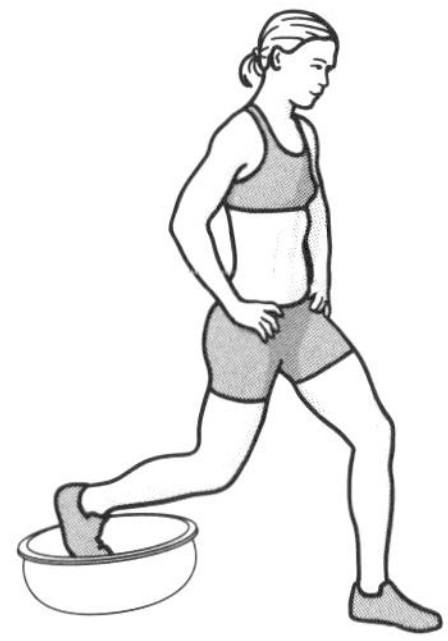

1 Ausfallschritt mit dem Bosu-Ball

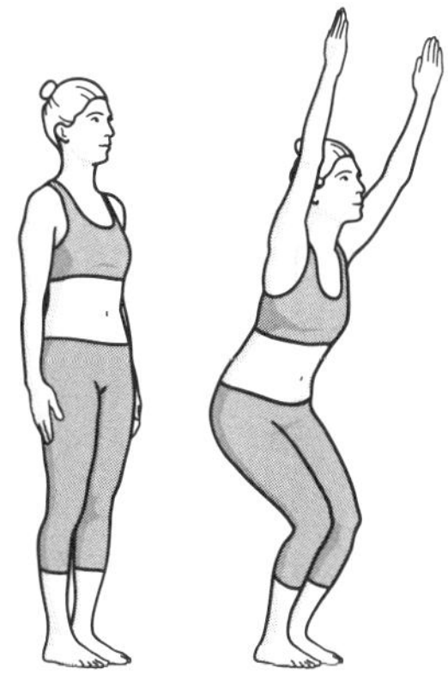

2 Blitz

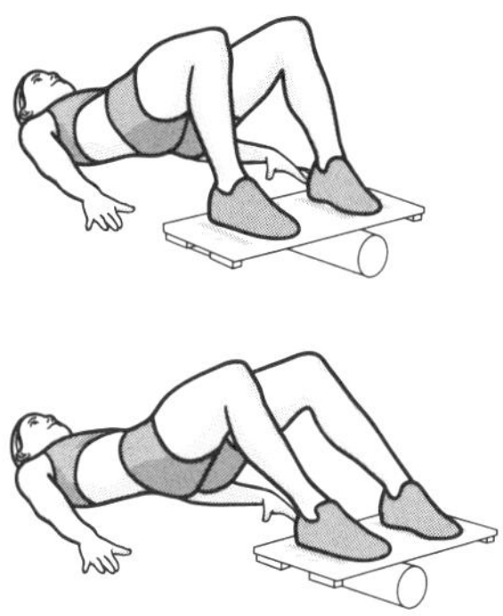

3 Beckenheben mit Brettbewegung

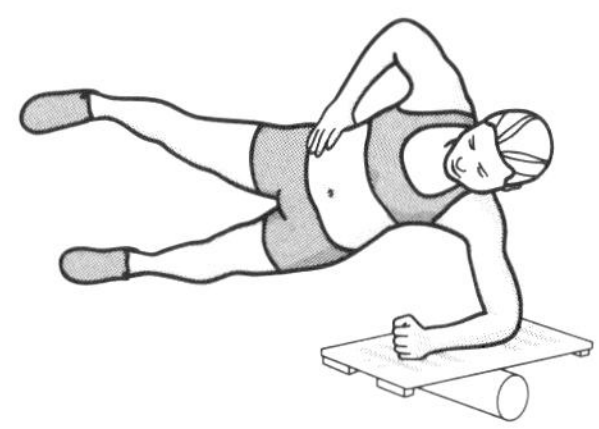

4 Seitstütz mit Beinheben auf dem Balance Board

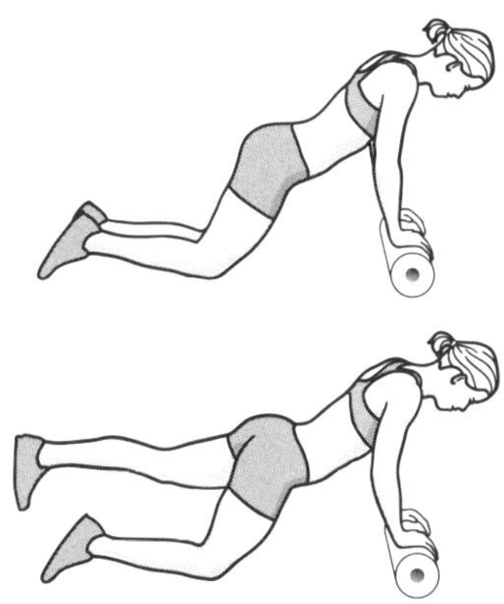

5 Erhöhter Stütz mit wechselseitigem Beinheben

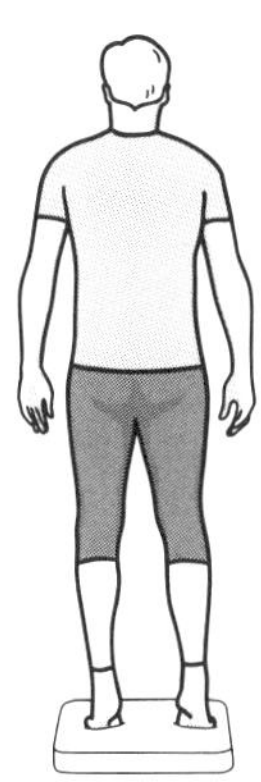

6 Fersenheben

31 Rückenfit-Balance – Kurzprogramm ❶❷❸

Trainingsschwerpunkt: Stabilisation der Rumpf- und Gesäßmuskulatur
Zirkelrunden: 2
Trainingsdauer: 20 Minuten

	Übung	Wiederholungen/ Belastungszeit	Pause in Sek.	Seitenwechsel	Intensität	Seite
1	Zweipunkt-vierfüßlerstand	60 Sek.	20	×	1	122
2	Kniender Seitstütz mit Beinheben	10 Wdh.	20	×	1	125
3	Einbeinige Brücke	10 Wdh.	20	×	1	126
4	Standwaage mit zur Seite gestreckten Armen	60 Sek.	20	×	1	130
5	Ausfallschritt mit Knieheben	10 Wdh. je Seite	20		1	132

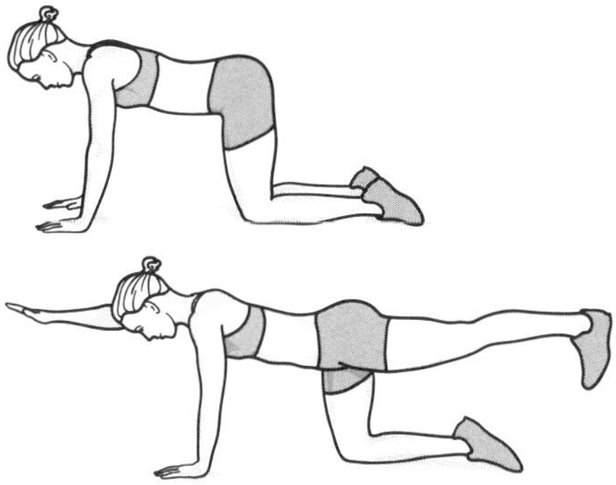

1 Zweipunktvierfüßlerstand

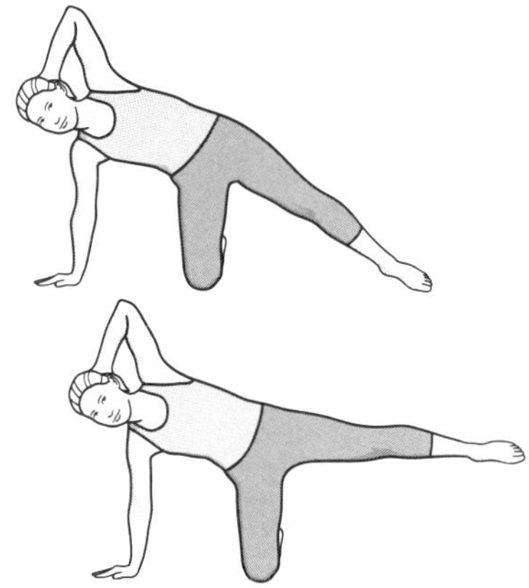

2 Kniender Seitstütz mit Beinheben

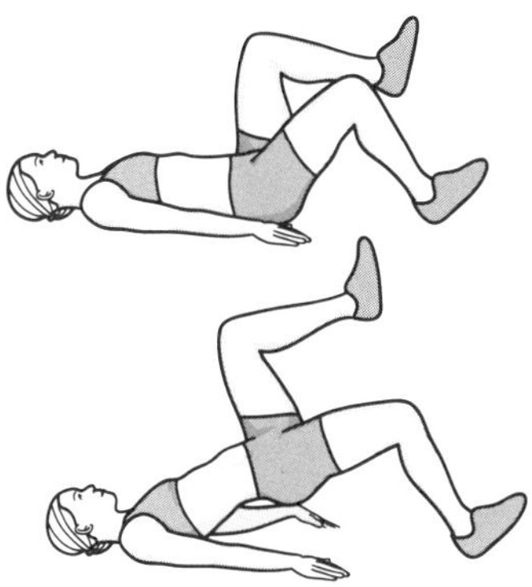

3 Einbeinige Brücke

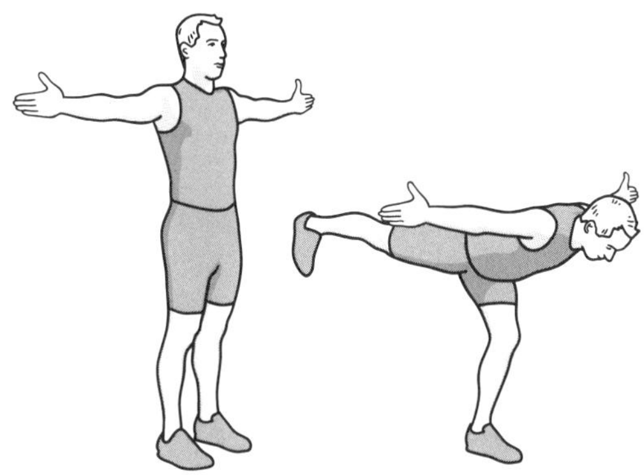

4 Standwaage mit zur Seite gestreckten Armen

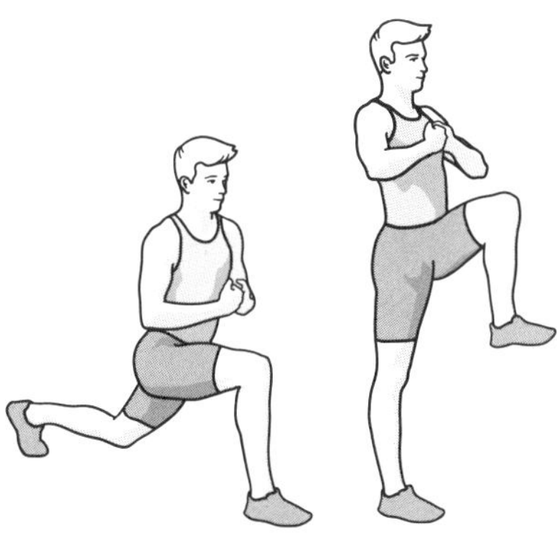

5 Ausfallschritt mit Knieheben

32 Stabiler Rücken durch dynamische Kraft und Reaktionsstärke

1 **2** 3

Trainingsschwerpunkt: Stabilisation der Rumpf- und Gesäßmuskulatur, Reaktionsfähigkeit
Zirkelrunden: 2
Trainingsdauer: 45 Minuten
Benötigte Hilfsmittel: Faszienrolle, Bosu-Ball

	Übung	Wiederholungen/ Belastungszeit	Pause in Sek.	Seiten-wechsel	Intensität	Seite
1	Diagonales Zusammenführen im Vierfüßlerstand	10 Wdh.	20	×	2	122
2	Erhöhter Stütz mit wechselseitigem Beinheben	10 Wdh. je Seite	20		1	123
3	Erhöhter Stütz mit wechselseitigem Armheben	10 Wdh. je Seite	20		1	123
4	Beinschwingen	10 Wdh.	20	×	1	132
5	Seitlicher Ausfallschritt mit dem Bosu-Ball	10 Wdh.	20	×	2	137
6	Ausfallschritt mit dem Bosu-Ball	10 Wdh.	20	×	2	136
7	Bosu-Ball-Schaukel im Stütz	60 Sek.	20		2	138
8	Superman auf dem Bosu-Ball	10 Wdh.	20		2	137

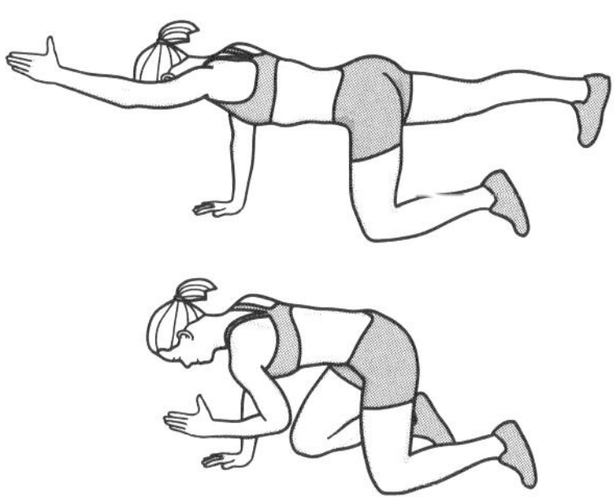

1 Diagonales Zusammenführen im Vierfüßlerstand

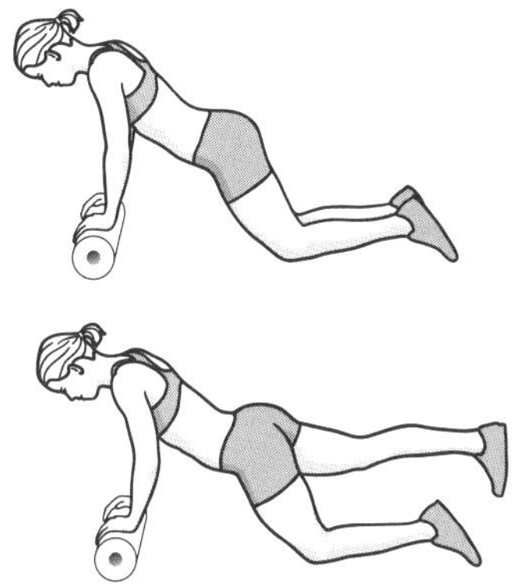

2 Erhöhter Stütz mit wechselseitigem Beinheben

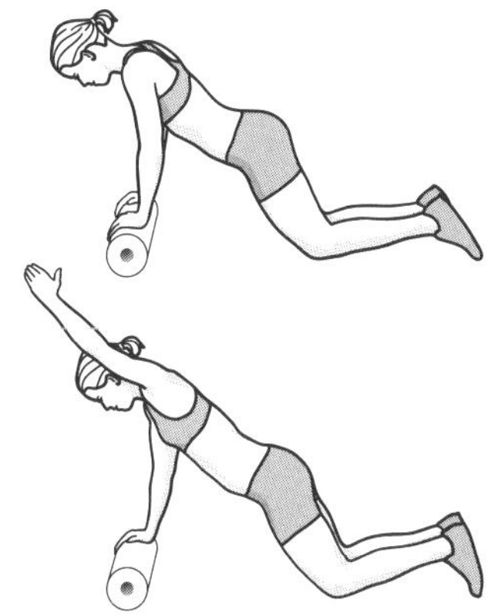

3 Erhöhter Stütz mit wechselseitigem Armheben

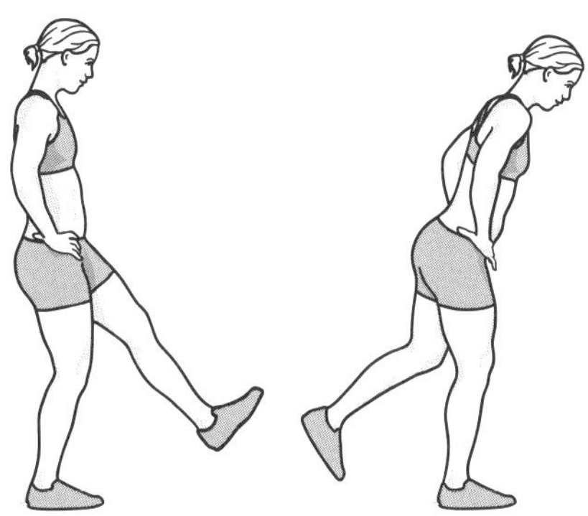

4 Beinschwingen

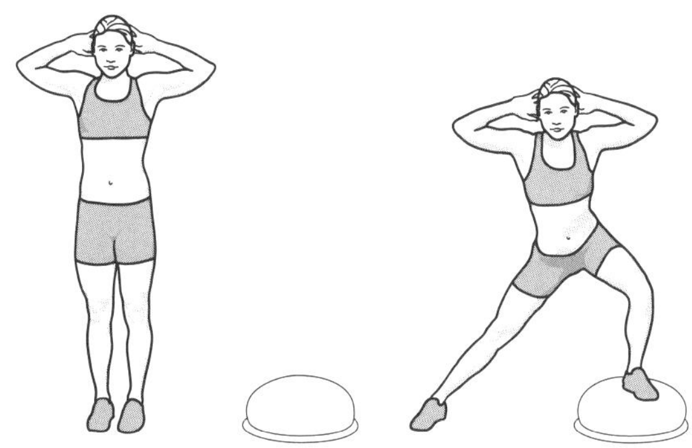

5 Seitlicher Ausfallschritt mit dem Bosu-Ball

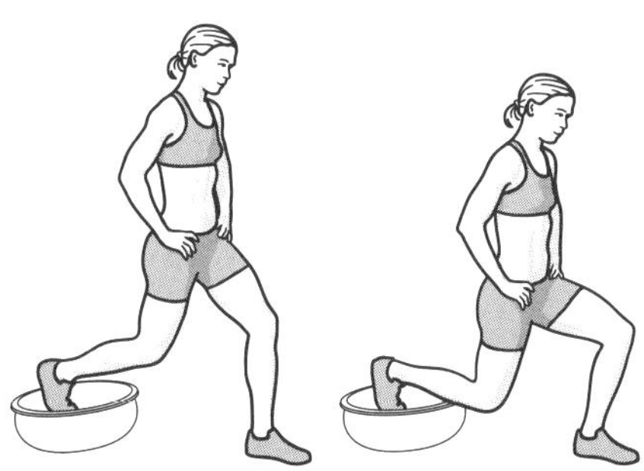

6 Ausfallschritt mit dem Bosu-Ball

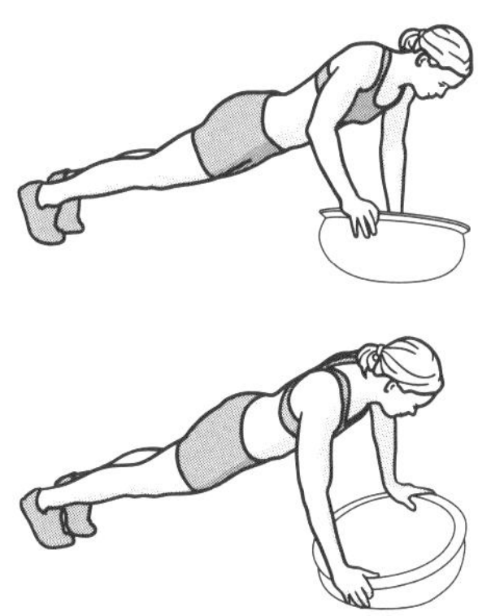

7 Bosu-Ball-Schaukel im Stütz

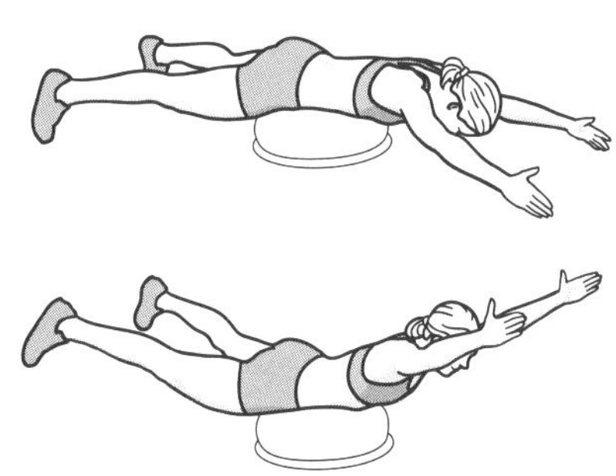

8 Superman auf dem Bosu-Ball

33 Mit sanften Übungen zu einer stabilen Wirbelsäule

1 2 3

Trainingsschwerpunkt: Rumpfstabilisation und -kräftigung
Zirkelrunden: 2
Trainingsdauer: 45 Minuten
Benötigtes Hilfsmittel: Gymnastikball

	Übung	Wiederholungen/ Belastungszeit	Pause in Sek.	Seiten-wechsel	Intensität	Seite
1	Beinschwingen	10 Wdh.	20	×	1	132
2	Baum	60 Sek.	20	×	1	142
3	Standwaage mit zur Seite gestreckten Armen	60 Sek.	20	×	1	130
4	Kniender Seitstütz mit Beinheben	10 Wdh.	20	×	1	125
5	Krabbeln	10 Wdh. je Seite	20		1	126
6	Erhöhter Stütz auf dem Gymnastikball mit Armheben	10 Wdh. je Seite	20		1	128
7	Erhöhter Stütz auf dem Gymnastikball mit Beinheben	10 Wdh. je Seite	20		1	128
8	Beckenheben auf dem Gymnastikball	10 Wdh.	20		1	129

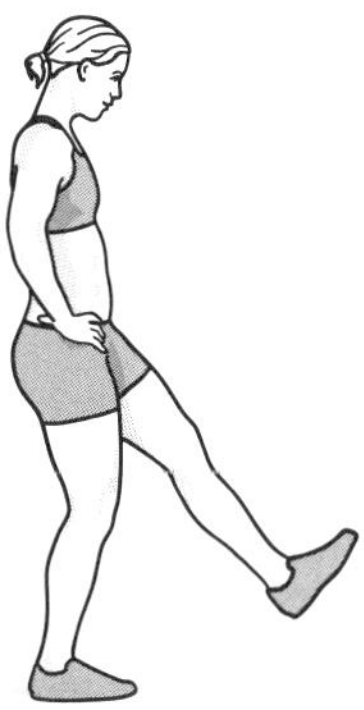

1 Beinschwingen

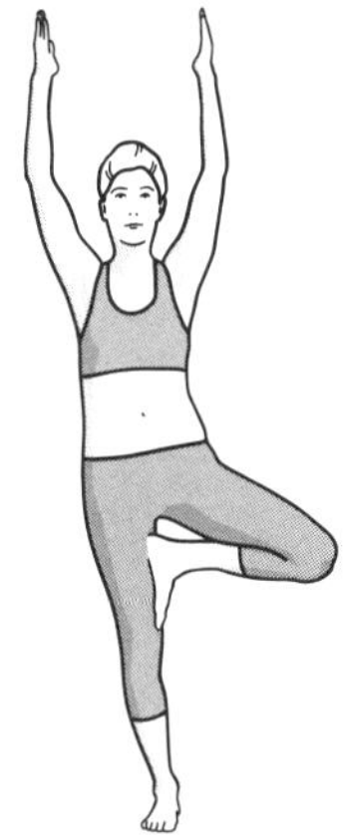

2 Baum

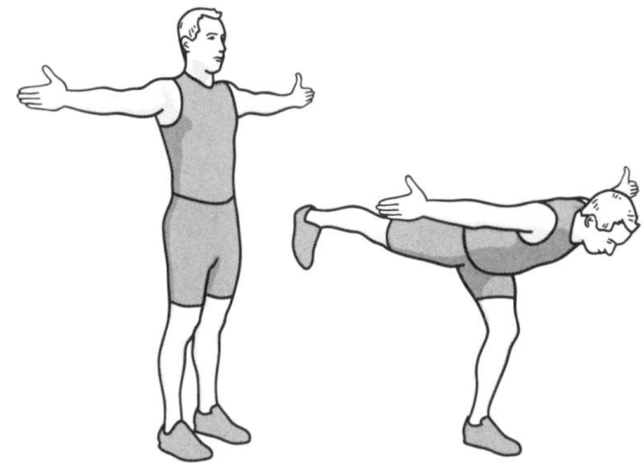

3 Standwaage mit zur Seite gestreckten Armen

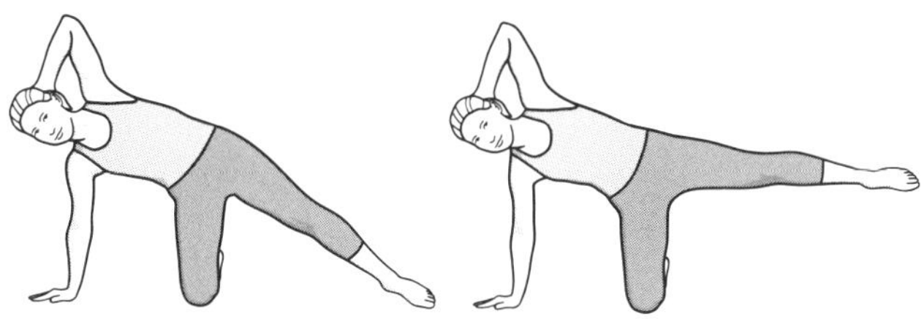

4 Kniender Seitstütz mit Beinheben

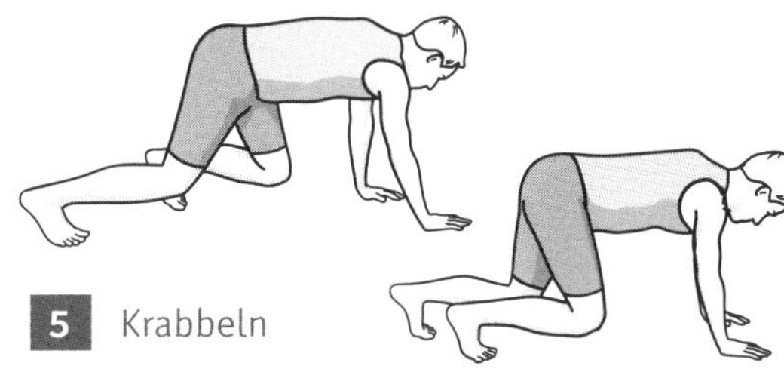

5 Krabbeln

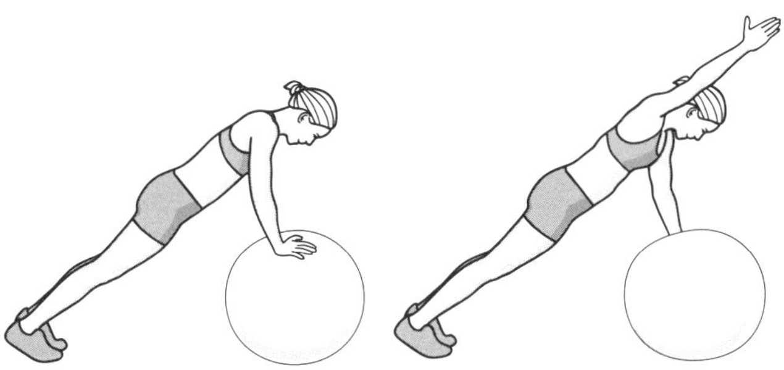

6 Erhöhter Stütz auf dem Gymnastikball mit Armheben

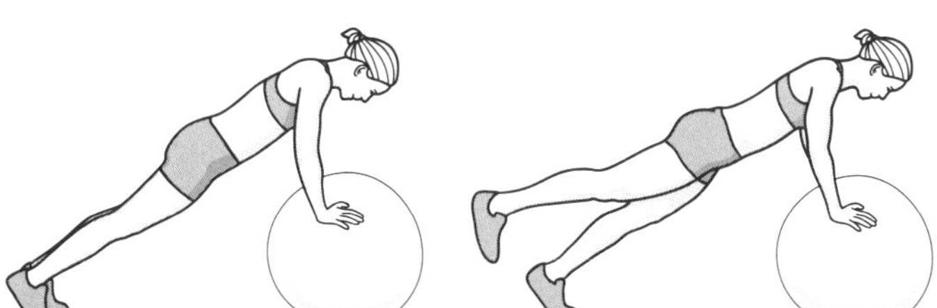

7 Erhöhter Stütz auf dem Gymnastikball mit Beinheben

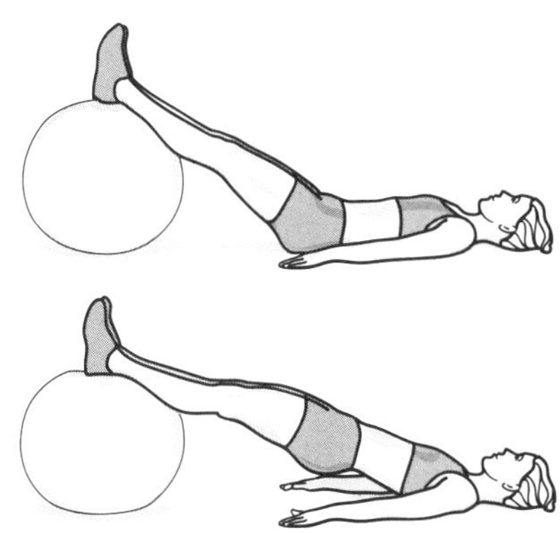

8 Beckenheben auf dem Gymnastikball

34 Für eine aufrechte Körperhaltung

1 **2** 3

Trainingsschwerpunkt: Rumpfstabilisation und -kräftigung
Zirkelrunden: 2
Trainingsdauer: 45 Minuten
Benötigtes Hilfsmittel: Balance Board

	Übung	Wiederholungen/ Belastungszeit	Pause in Sek.	Seiten-wechsel	Intensität	Seite
1	Zehen-Fersen-Stand	15 Wdh.	20		1	130
2	Knieheben im Stand	60 Sek.	20	×	1	130
3	Ausfallschritt mit Knieheben	10 Wdh. je Seite	20		1	132
4	Standwaage mit nach vorn gestreckten Armen	60 Sek.	20	×	2	131
5	Krieger	60 Sek.	20	×	1	143
6	Boot	60 Sek.	20		2	142
7	Beckenheben mit Brettbewegung	60 Sek.	20		1	140
8	Vierfüßlerstand mit Knieheben auf dem Balance Board	10 Wdh.	20		1	139

Hinweis: Die Übungen 1 und 6 können ebenfalls auf dem Balance Board ausgeführt werden. Die Schwierigkeit erhöht sich dadurch.

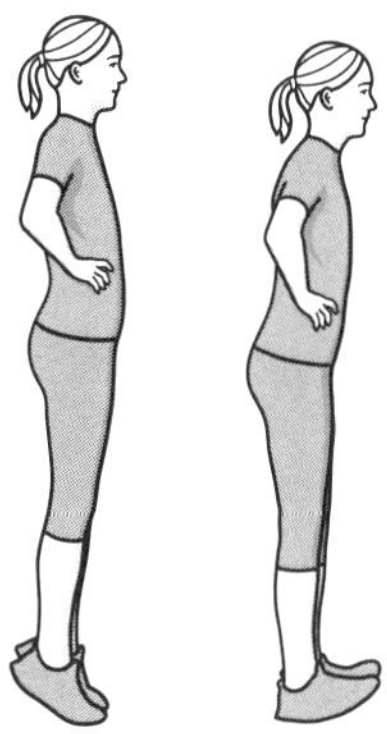

1 Zehen-Fersen-Stand

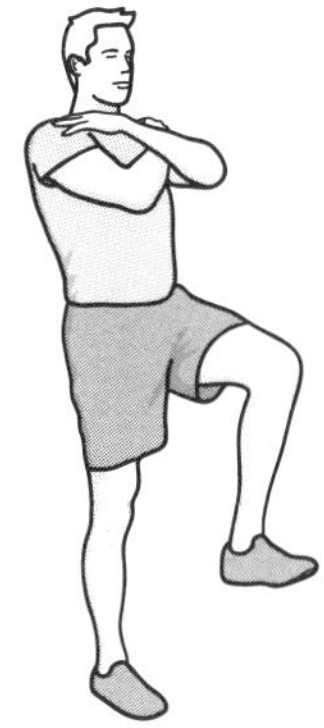

2 Knieheben im Stand

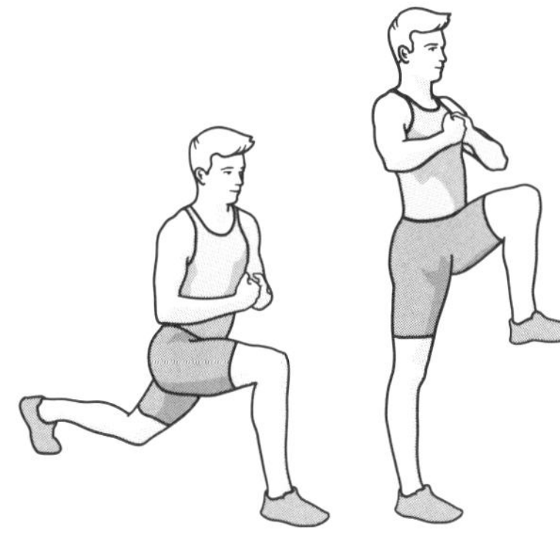

3 Ausfallschritt mit Knieheben

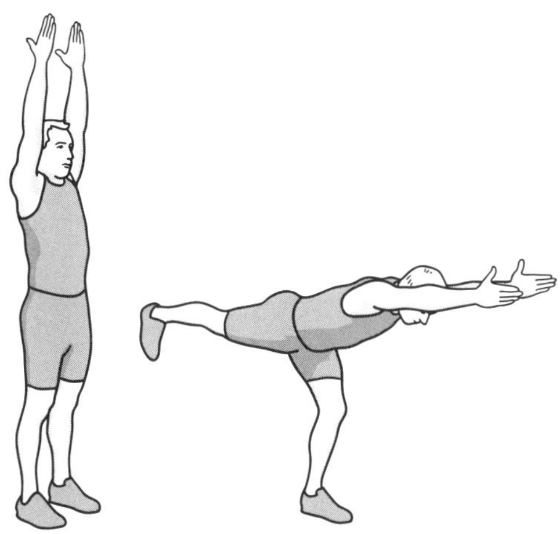

4 Standwaage mit nach vorn gestreckten Armen

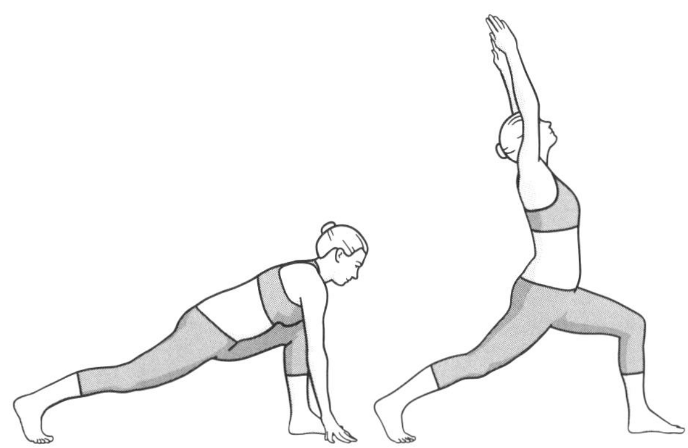

5 Krieger

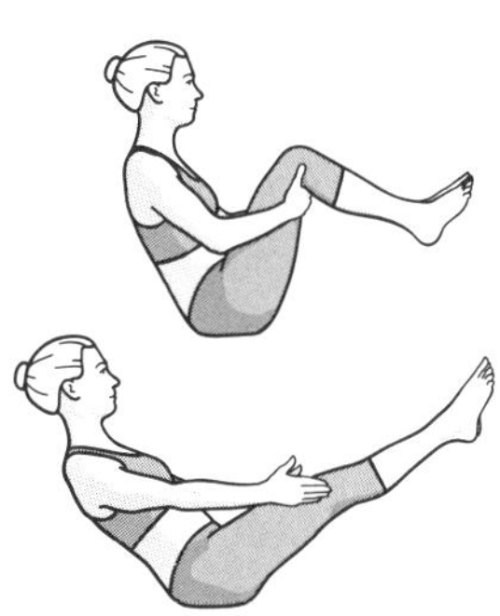

6 Boot

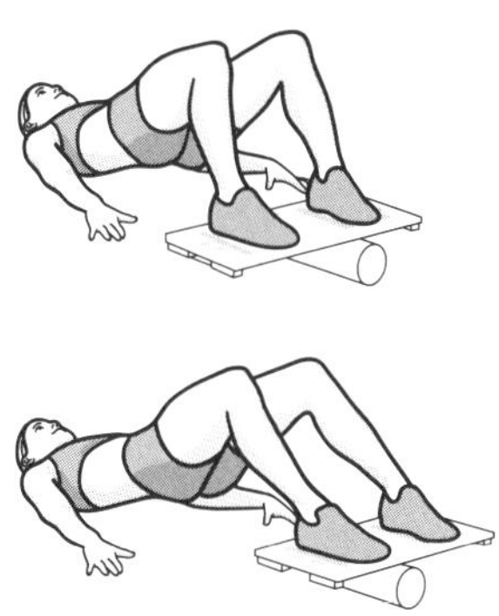

7 Beckenheben mit Brettbewegung

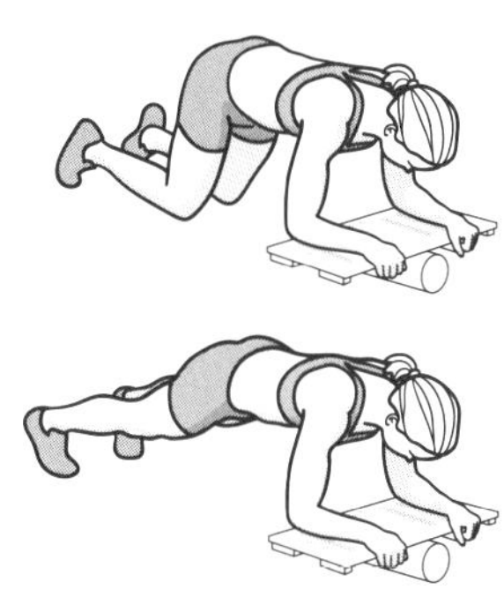

8 Vierfüßlerstand mit Knieheben auf dem Balance Board

35 Stützübungen für stabile Schultern

1 **2** 3

Trainingsschwerpunkt: Stabilisation der Schultermuskulatur
Zirkelrunden: 2
Trainingsdauer: 30 Minuten
Benötigte Hilfsmittel: Faszienrolle, Bosu-Ball

	Übung	Wiederholungen/ Belastungszeit	Pause in Sek.	Seiten-wechsel	Intensität	Seite
1	Zweipunkt-vierfüßlerstand	60 Sek.	20	×	1	122
2	Stütz mit Handheben	5 Wdh. je Seite	20		2	124
3	Krabbe mit wechselseitigem Arm- und Beinheben	10 Wdh. je Seite	20		1	125
4	Erhöhter Stütz mit wechselseitigem Armheben	10 Wdh. je Seite	20		1	123
5	Oberkörperheben in Bauchlage auf dem Bosu-Ball	10 Wdh.	20		1	137
6	Vierfüßlerstand mit Arm- und Beinheben auf dem Bosu-Ball	10 Wdh.	20	×	2	138
7	Blitz	60 Sek.	20		1	143

Hinweis: Die Übungen 5 und 6 können auch ohne Bosu-Ball ausgeführt werden. Die Schwierigkeit reduziert sich dadurch.

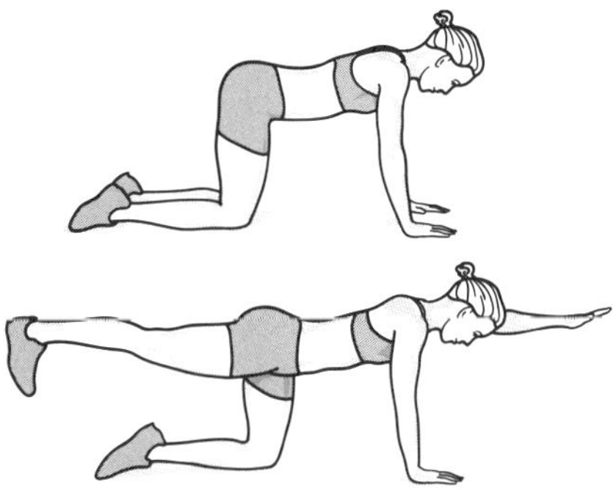

1 Zweipunktvierfüßlerstand

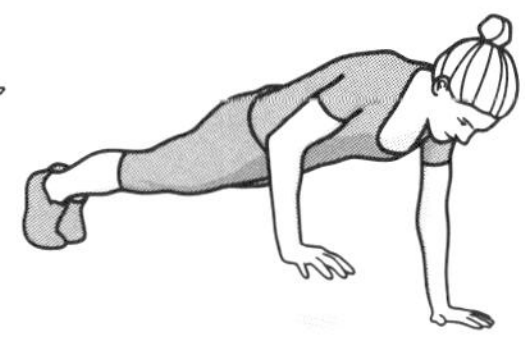

2 Stütz mit Handheben

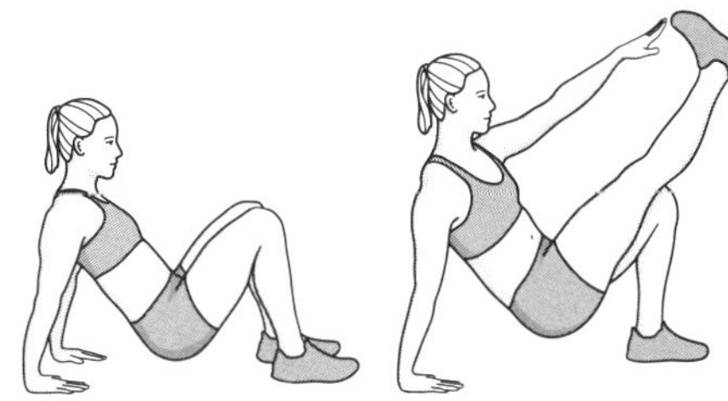

3 Krabbe mit wechselseitigem Arm- und Beinheben

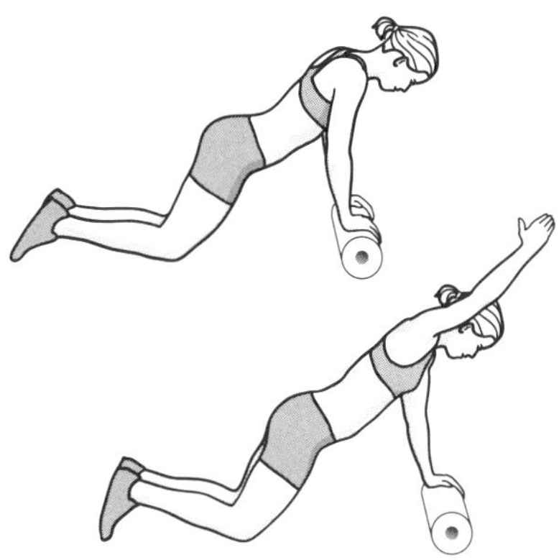

4 Erhöhter Stütz mit wechselseitigem Armheben

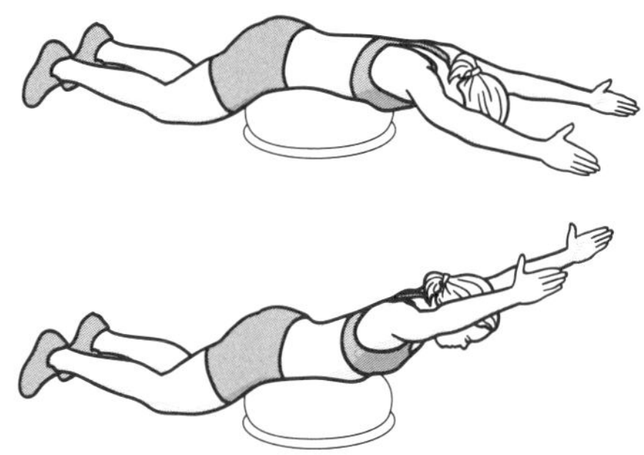

5 Oberkörperheben in Bauchlage auf dem Bosu-Ball

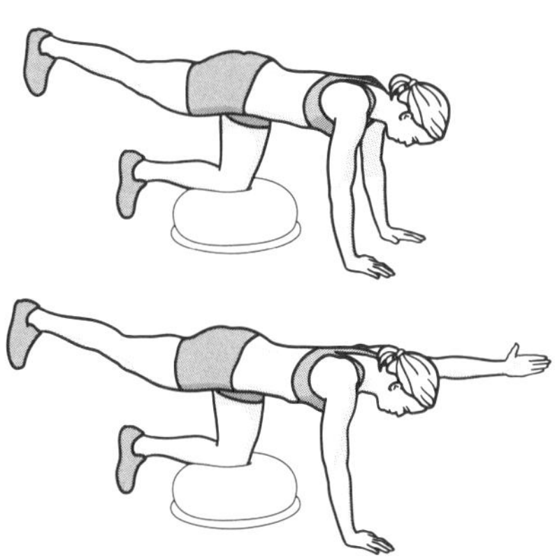

6 Vierfüßlerstand mit Arm- und Beinheben auf dem Bosu-Ball

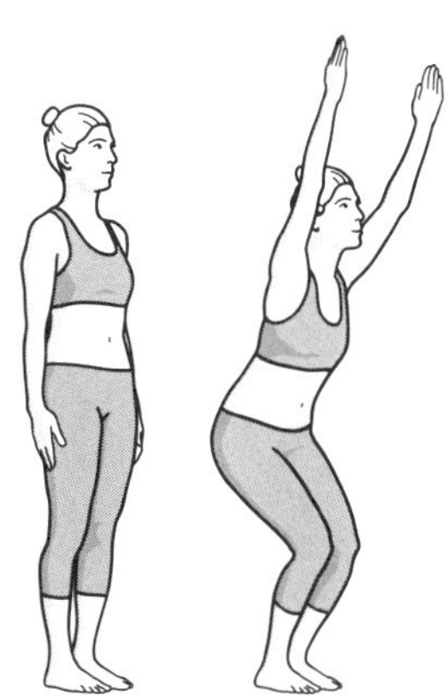

7 Blitz

36 Dynamisches Workout für stabile Beinachsen

1 **2** 3

Trainingsschwerpunkt: Beinachsenstabilität, Sprungkraft, Kräftigung der Bein- und Gesäßmuskulatur
Zirkelrunden: 2
Trainingsdauer: 35 Minuten
Benötigte Hilfsmittel: Balance Pad, Box, Bosu-Ball

	Übung	Wiederholungen/ Belastungszeit	Pause in Sek.	Seiten-wechsel	Intensität	Seite
1	Einbeinstand	60 Sek.	20	×	1	135
2	Einbeiniges Fersenheben	10 Wdh.	20	×	2	135
3	Wechselsprung	10 Wdh. je Seite	20		1	133
4	Boxsprung beidbeinig	10 Wdh.	20		2	134
5	Einbeinige Kniebeuge	10 Wdh.	20	×	2	126
6	Ausfallschritt mit dem Bosu-Ball	10 Wdh.	20	×	2	136
7	Seitlicher Ausfallschritt mit dem Bosu-Ball	10 Wdh.	20	×	2	137
8	Kniebeuge auf dem Bosu-Ball	10 Wdh.	20		1	136

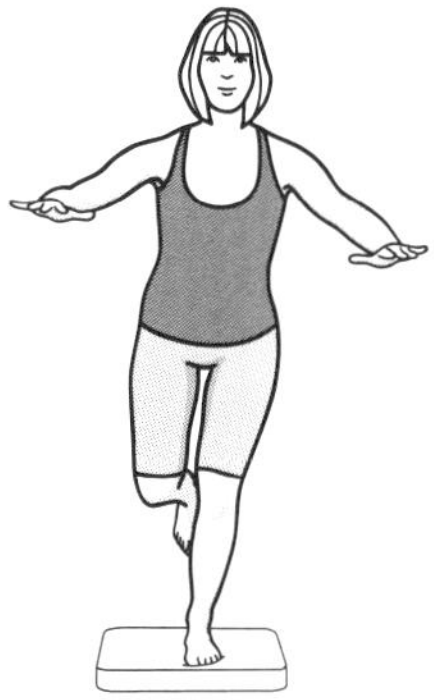

1 Einbeinstand

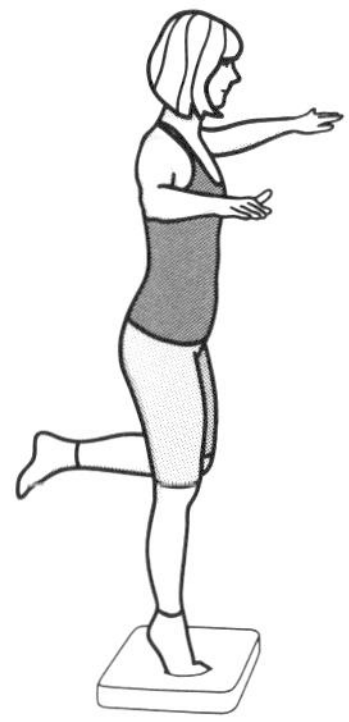

2 Einbeiniges Fersenheben

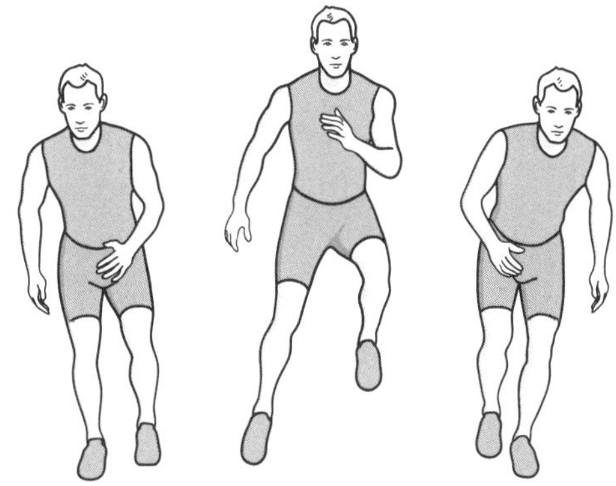

3 Wechselsprung

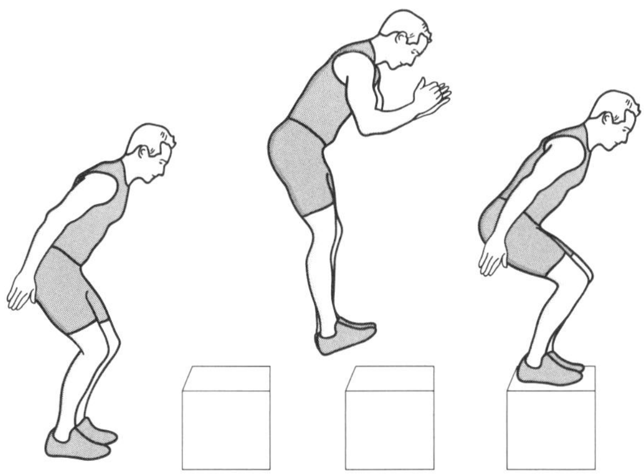

4 Boxsprung beidbeinig

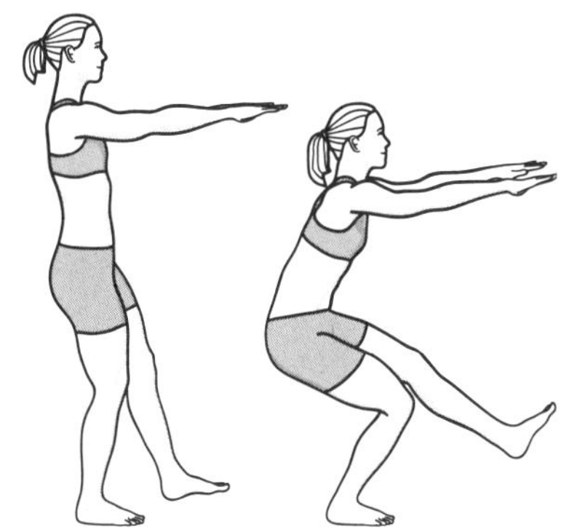

5 Einbeinige Kniebeuge

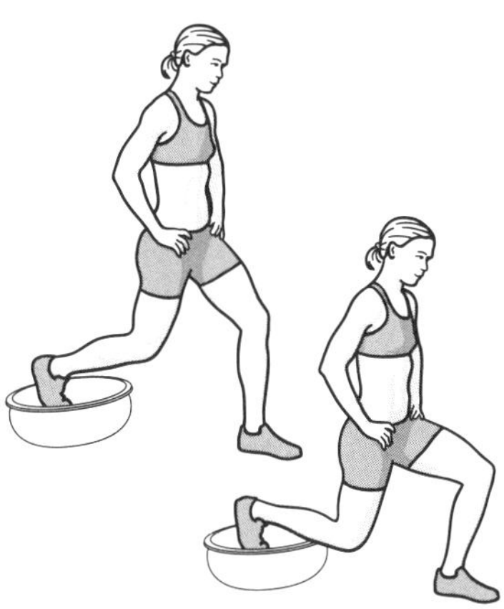

6 Ausfallschritt mit dem Bosu-Ball

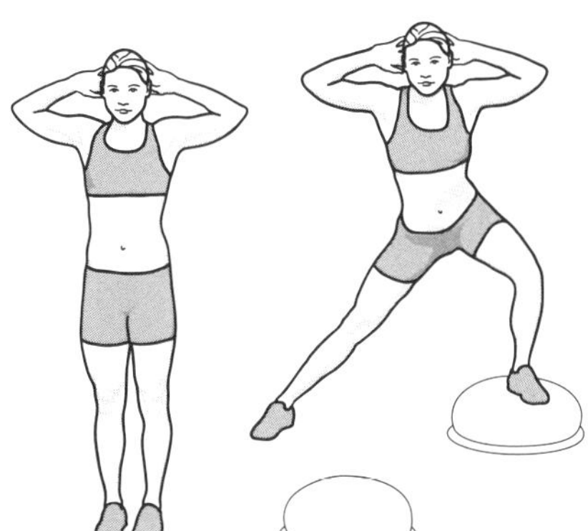

7 Seitlicher Ausfallschritt mit dem Bosu-Ball

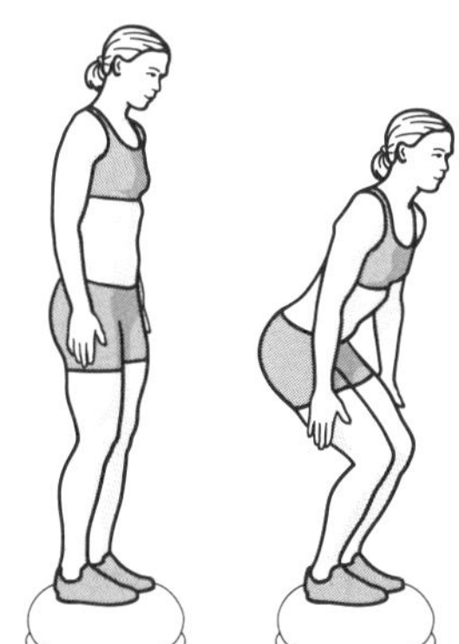

8 Kniebeuge auf dem Bosu-Ball

37 Sturzprophylaxe für Osteoporosepatienten

❶ ② ③

Trainingsschwerpunkt: sanfte Gleichgewichtsübungen im Stehen
Zirkelrunden: 2
Trainingsdauer: 25 Minuten
Benötigte Hilfsmittel: Bosu-Ball

	Übung	Wiederholungen/ Belastungszeit	Pause in Sek.	Seiten-wechsel	Intensität	Seite
1	Marschieren auf dem Bosu-Ball	60 Sek.	20		1	136
2	Lift-up auf dem Bosu-Ball	10 Wdh.	20	×	1	136
3	Zehen-Fersen-Stand	15 Wdh.	20		1	130
4	Knieheben im Stand	60 Sek.	20	×	1	130
5	Baum	60 Sek.	20	×	1	142
6	Diagonales Knie-Arm-Zusammenführen im Stand	10 Wdh.	20	×	1	131
7	Beinschwingen	10 Wdh.	20	×	1	132

Hinweis: Die Übungen 4, 5, 6 und 7 können ebenfalls auf dem Bosu-Ball ausgeführt werden. Dadurch erhöht sich die Schwierigkeit.

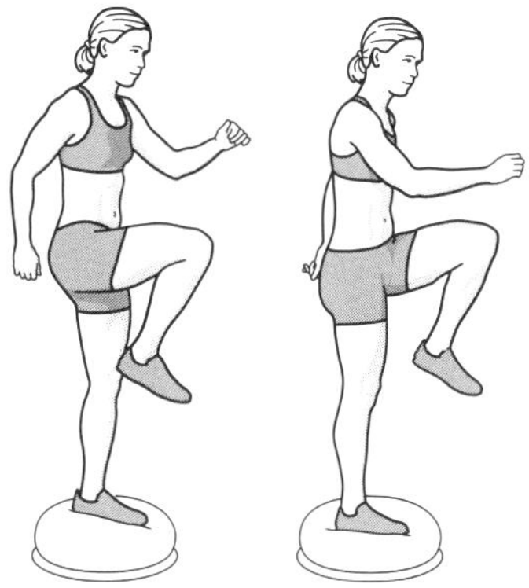

1 Marschieren auf dem Bosu-Ball

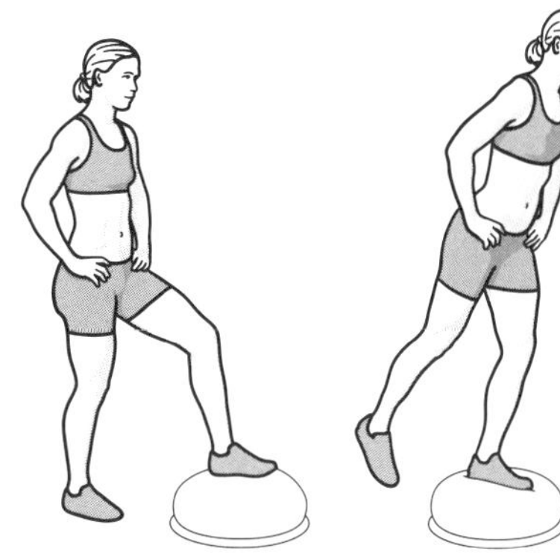

2 Lift-up auf dem Bosu-Ball

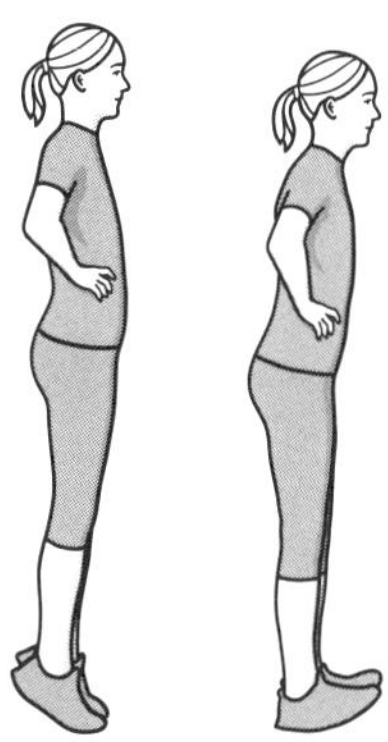

3 Zehen-Fersen-Stand

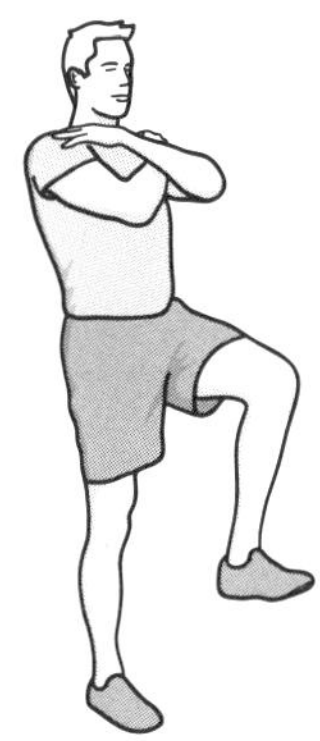

4 Knieheben im Stand

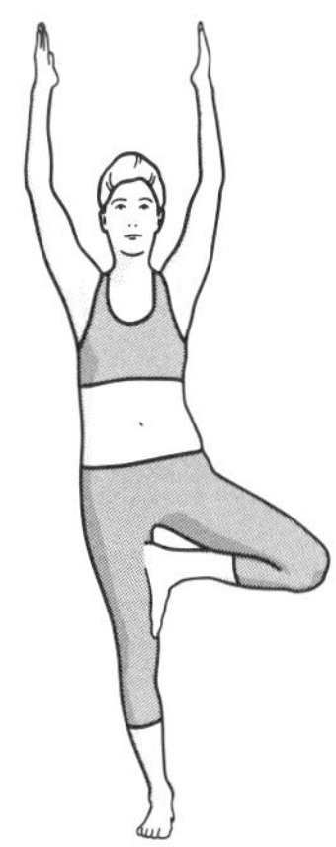

5 Baum

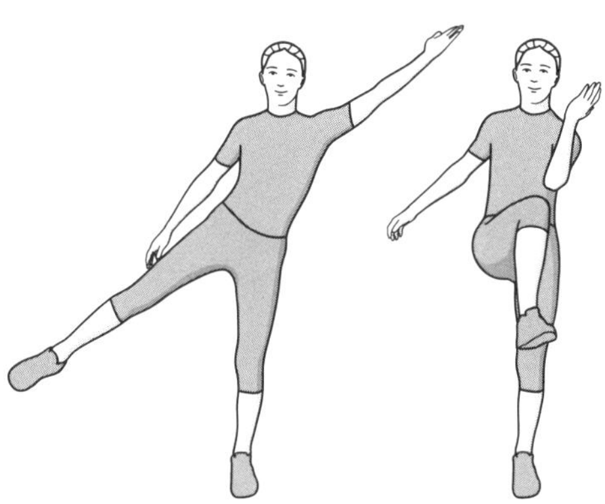

6 Diagonales Knie-Arm-Zusammenführen im Stand

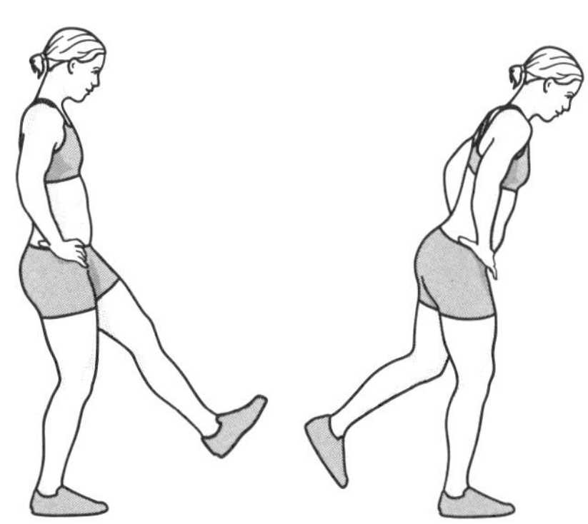

7 Beinschwingen

38 Core-Stabilität für Läufer

1 2 3

Trainingsschwerpunkt: Rumpfkräftigung, Reaktionsfähigkeit
Zirkelrunden: 2
Trainingsdauer: 30 Minuten
Benötigte Hilfsmittel: Bosu-Ball, Gymnastikball, kleiner Ball

	Übung	Wiederholungen/ Belastungszeit	Pause in Sek.	Seiten-wechsel	Intensität	Seite
1	Stütz mit Arm- und Beinheben	10 Wdh. je Seite	20		3	124
2	Seitstütz mit Beinschere	10 Wdh.	20	×	2	125
3	Wechselnder Stütz	10 Wdh. je Seite	20		3	124
4	Bosu-Ball-Schaukel im Stütz	60 Sek.	20		2	138
5	Bergsteiger auf dem Bosu-Ball	10 Wdh.	20	×	3	138
6	Beckenheben auf dem Gymnastikball	10 Wdh.	20		1	129
7	Liegestütz mit Gymnastikball und kleinem Ball	5 Wdh. je Seite	20		3	129
8	Boot	60 Sek.	20		2	142

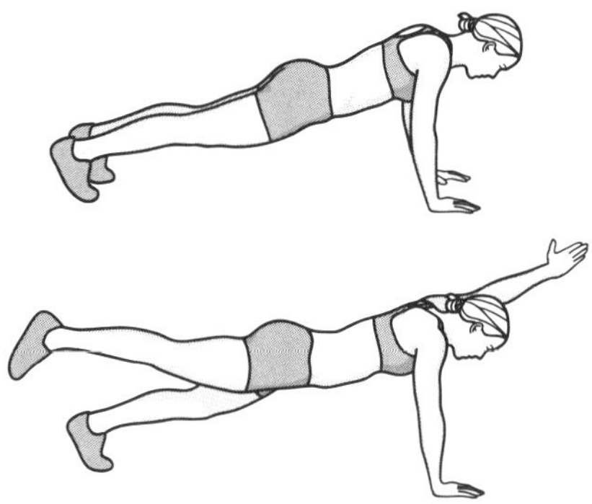

1 Stütz mit Arm- und Beinheben

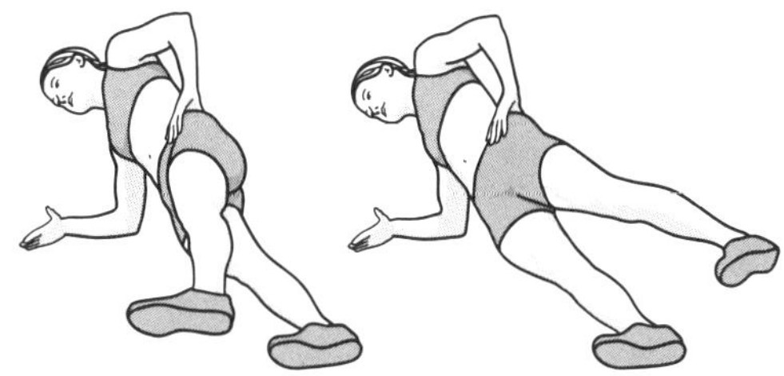

2 Seitstütz mit Beinschere

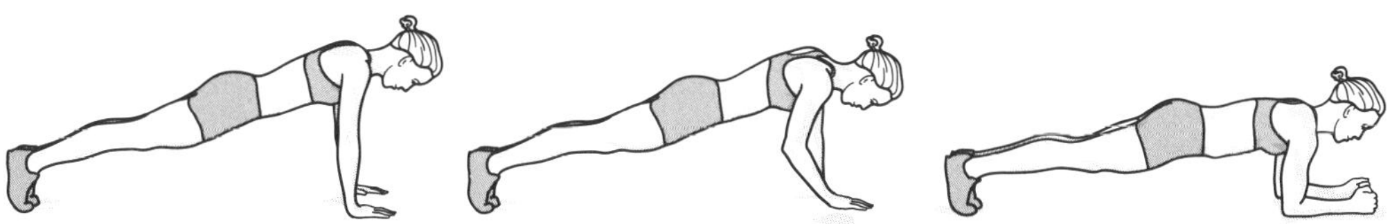

3 Wechselnder Stütz

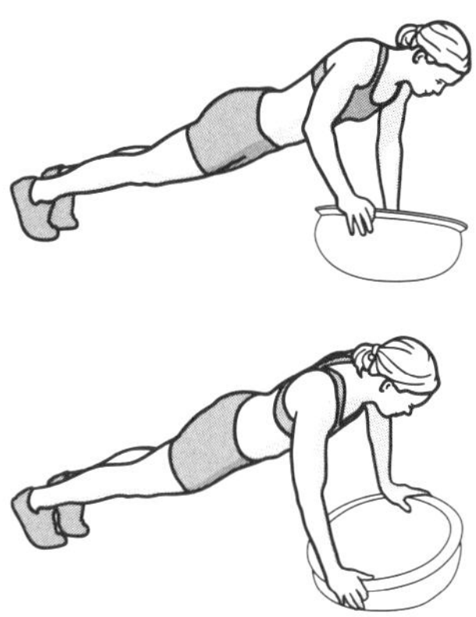

4 Bosu-Ball-Schaukel im Stütz

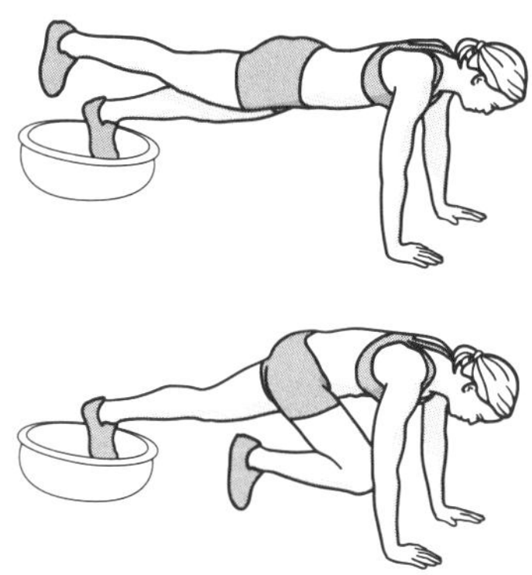

5 Bergsteiger auf dem Bosu-Ball

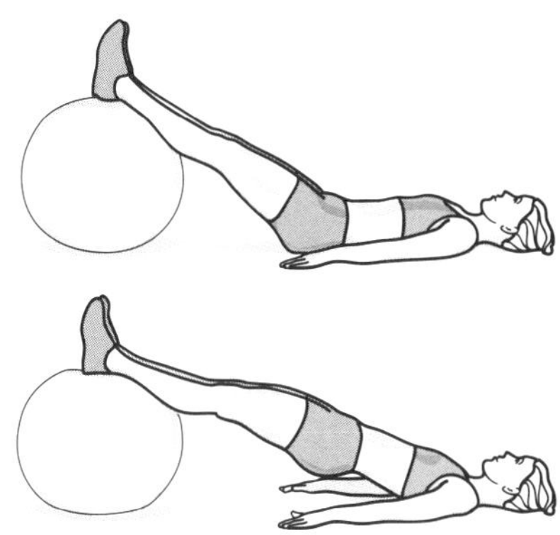

6 Beckenheben auf dem Gymnastikball

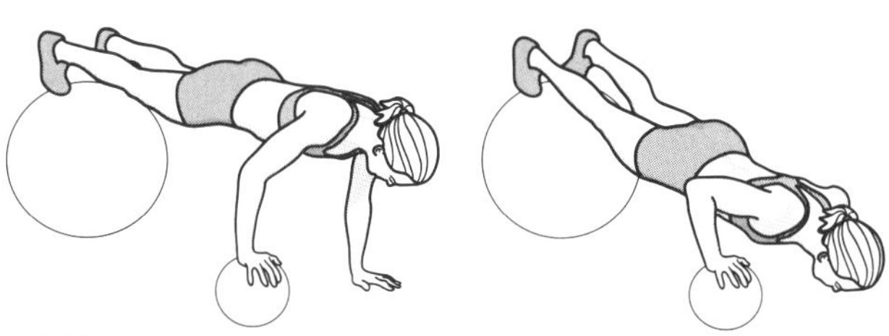

7 Liegestütz mit Gymnastikball und kleinem Ball

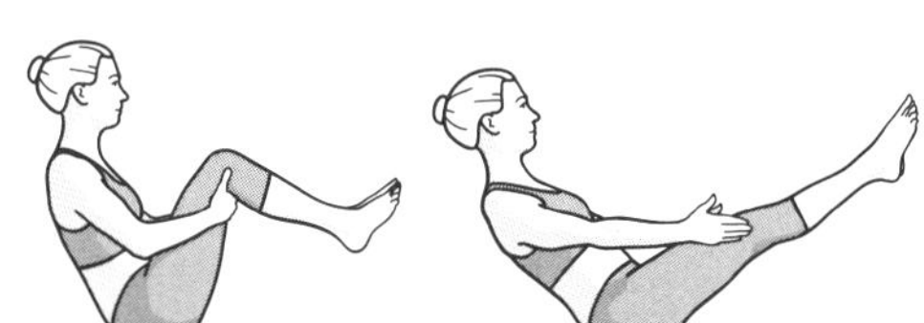

8 Boot

39 Mehr Stabilität für Radsportler

1 **2** 3

Trainingsschwerpunkt: Rumpfstabilisation und -kräftigung
Zirkelrunden: 2
Trainingsdauer: 40 Minuten
Benötigtes Hilfsmittel: Bosu-Ball

	Übung	Wiederholungen/ Belastungszeit	Pause in Sek.	Seiten-wechsel	Intensität	Seite
1	Gleichseitiges Zusammenführen im Vierfüßlerstand	10 Wdh.	20	×	3	122
2	Einbeinige Brücke	10 Wdh.	20	×	2	126
3	Standwaage mit nach vorn gestreckten Armen	60 Sek.	20	×	2	131
4	Ausfallschritt mit Knieheben	10 Wdh. je Seite	20		1	132
5	Stütz mit Arm- und Beinheben	10 Wdh. je Seite	20		3	124
6	Oberkörperheben in Bauchlage auf dem Bosu-Ball	10 Wdh.	20		1	137
7	Vierfüßlerstand mit Arm- und Beinheben auf dem Bosu-Ball	10 Wdh.	20	×	2	138
8	Dreibeiniger Hund	60 Sek.	20	×	2	143

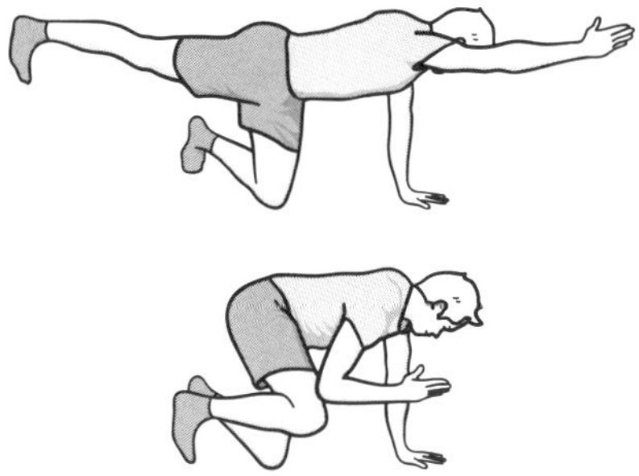

1 Gleichseitiges Zusammenführen im Vierfüßlerstand

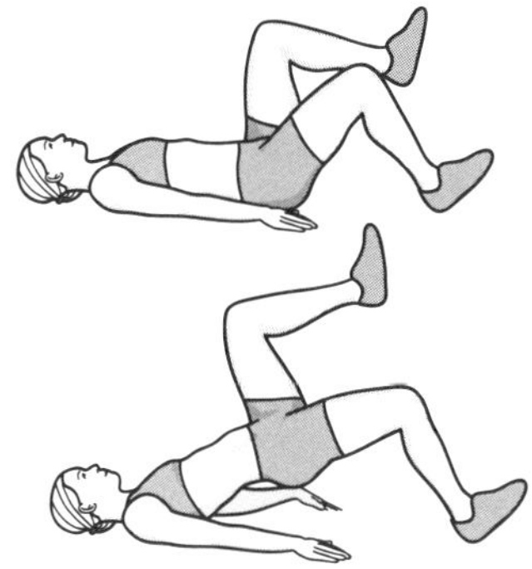

2 Einbeinige Brücke

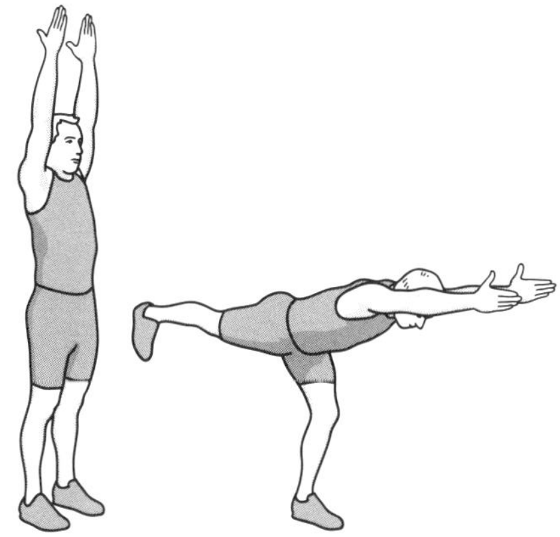

3 Standwaage mit nach vorn gestreckten Armen

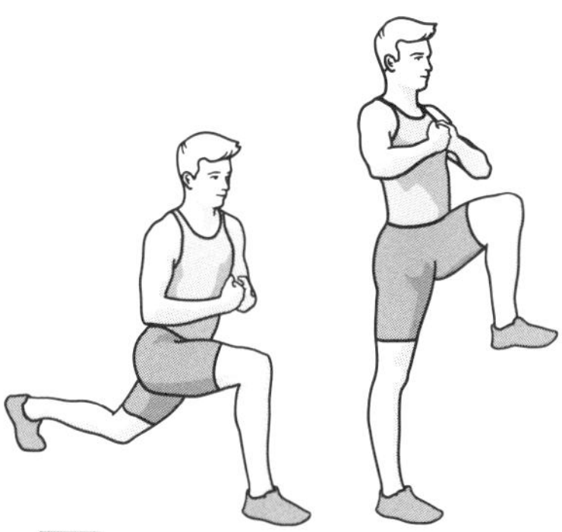

4 Ausfallschritt mit Knieheben

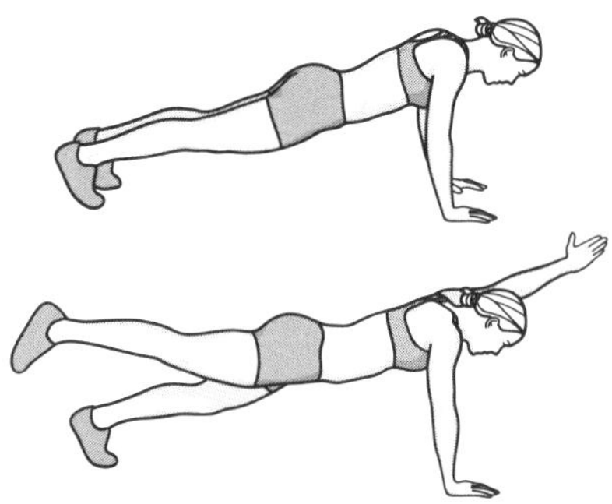

5 Stütz mit Arm- und Beinheben

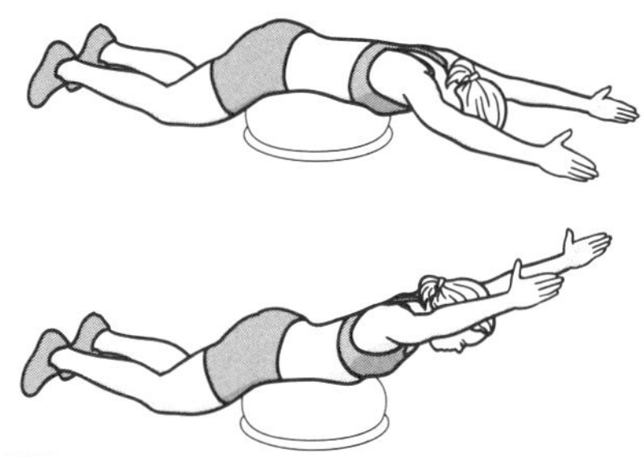

6 Oberkörperheben in Bauchlage auf dem Bosu-Ball

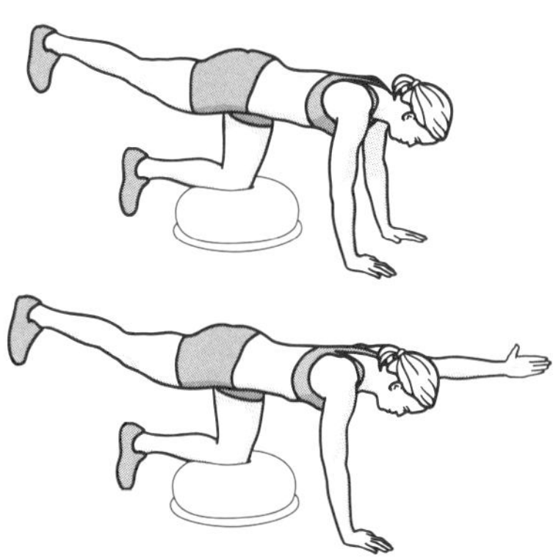

7 Vierfüßlerstand mit Arm- und Beinheben auf dem Bosu-Ball

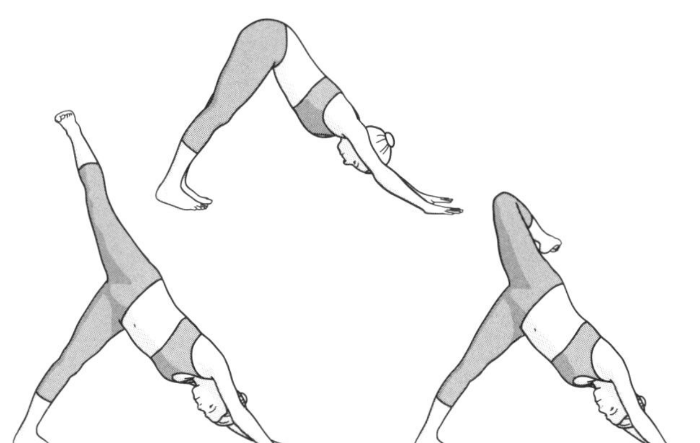

8 Dreibeiniger Hund

40 Bessere Koordination und Reaktion für Ballsportler

1 **2** 3

Trainingsschwerpunkt: Sprungkraft, Beinachsenstabilität
Zirkelrunden: 2
Trainingsdauer: 35 Minuten
Benötigte Hilfsmittel: Bosu-Ball, Box, Gymnastikball, kleiner Ball

	Übung	Wiederholungen/ Belastungszeit	Pause in Sek.	Seiten-wechsel	Intensität	Seite
1	Kniebeuge auf dem Bosu-Ball	10 Wdh.	20		1	136
2	Seitlicher Ausfallschritt mit dem Bosu-Ball	10 Wdh.	20	×	2	137
3	Ausfallschrittsprung	10 Wdh. je Seite	20		2	133
4	Boxsprung beidbeinig	10 Wdh.	20		2	134
5	Boxsprung einbeinig	10 Wdh.	20	×	3	134
6	Kniestand auf dem Gymnastikball	60 Sek.	20		3	128
7	Liegestütz mit Gymnastikball und kleinem Ball	5 Wdh. je Seite	20		3	129

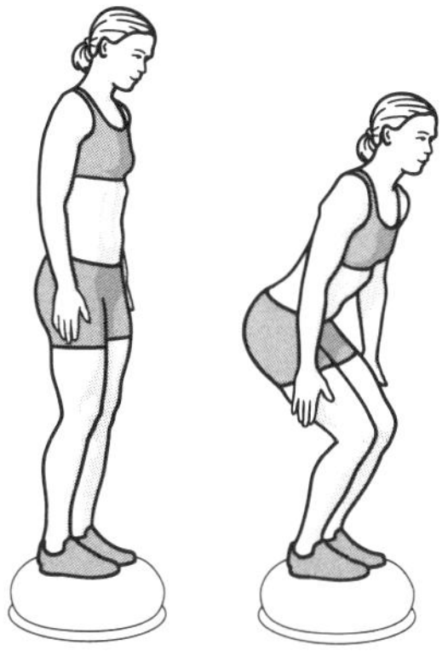

1 Kniebeuge auf dem Bosu-Ball

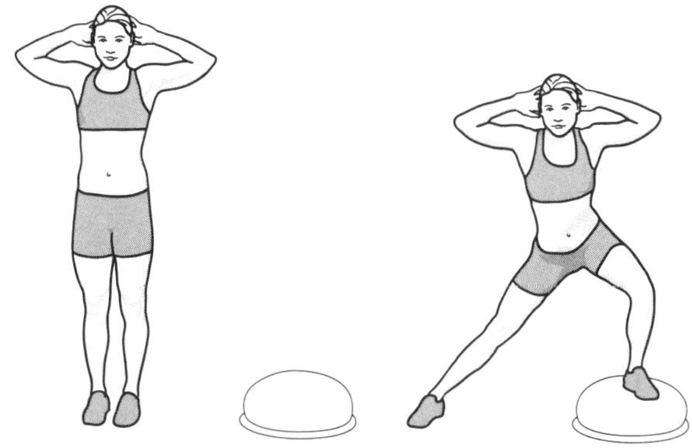

2 Seitlicher Ausfallschritt mit dem Bosu-Ball

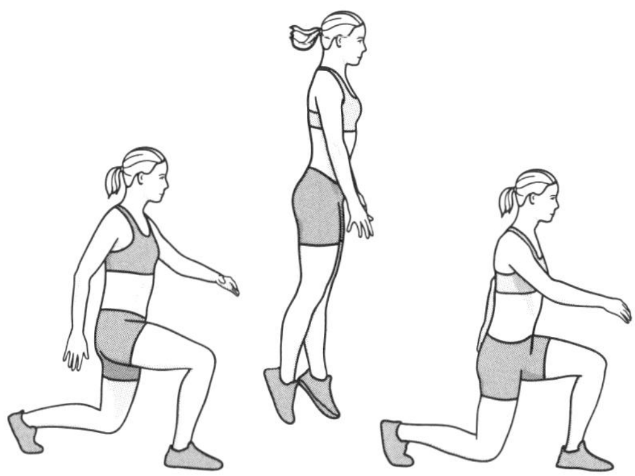

3 Ausfallschrittsprung

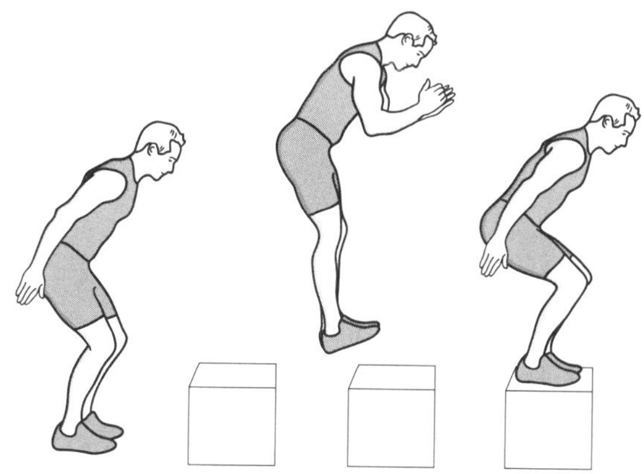

4 Boxsprung beidbeinig

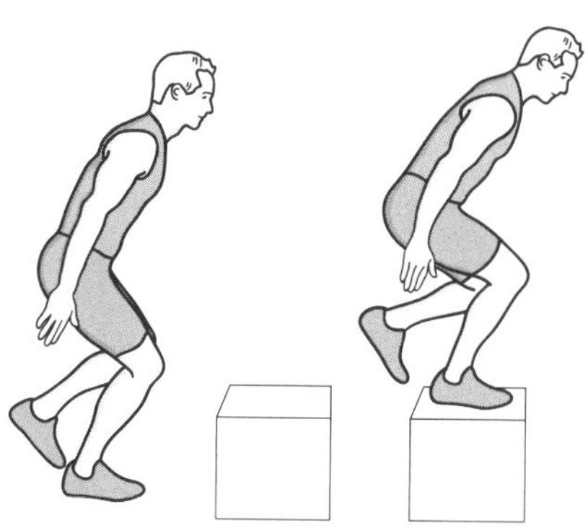

5 Boxsprung einbeinig

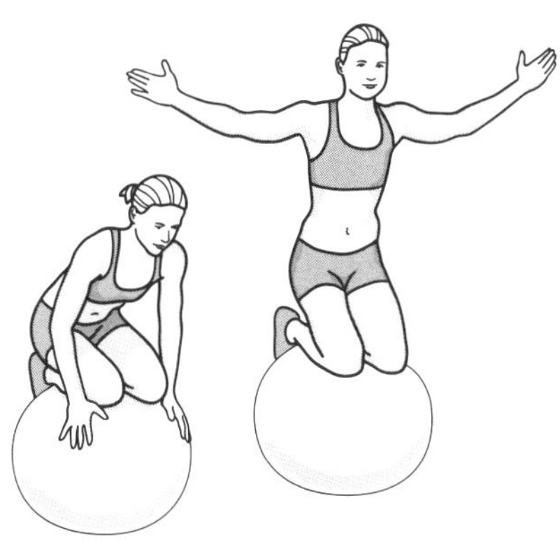

6 Kniestand auf dem Gymnastikball

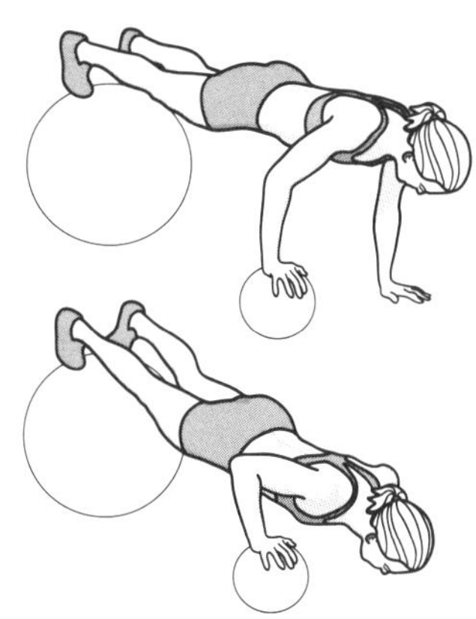

7 Liegestütz mit Gymnastikball und kleinem Ball

41 Stabile Beinachsen für Sportler

1 **2** 3

Trainingsschwerpunkt: Beinachsenstabilität, Sprungkraft
Zirkelrunden: 2
Trainingsdauer: 40 Minuten
Benötigte Hilfsmittel: Box, Handtuch

	Übung	Wiederholungen/ Belastungszeit	Pause in Sek.	Seiten-wechsel	Intensität	Seite
1	Standwaage mit nach vorn gestreckten Armen	60 Sek.	20	×	2	131
2	Einbeinige Kniebeuge	10 Wdh.	20	×	2	126
3	Gleitender Ausfallschritt	10 Wdh.	20	×	2	132
4	Einbeiniger Sprung	10 Wdh.	20	×	1	133
5	Wechselsprung	10 Wdh. je Seite	20		1	133
6	Boxsprung einbeinig	10 Wdh.	20	×	3	134
7	Krieger	60 Sek.	20	×	1	143

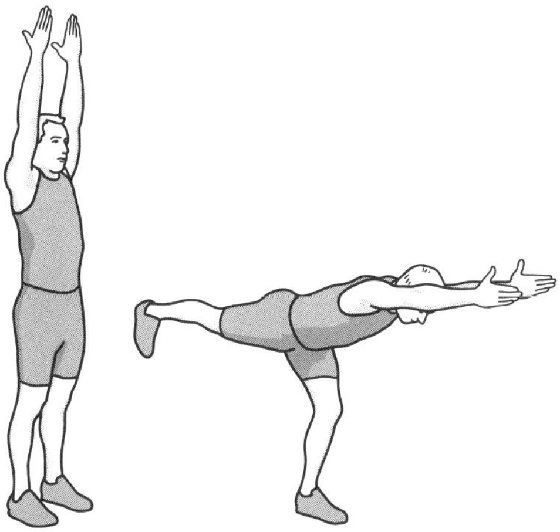

1 Standwaage mit nach vorn gestreckten Armen

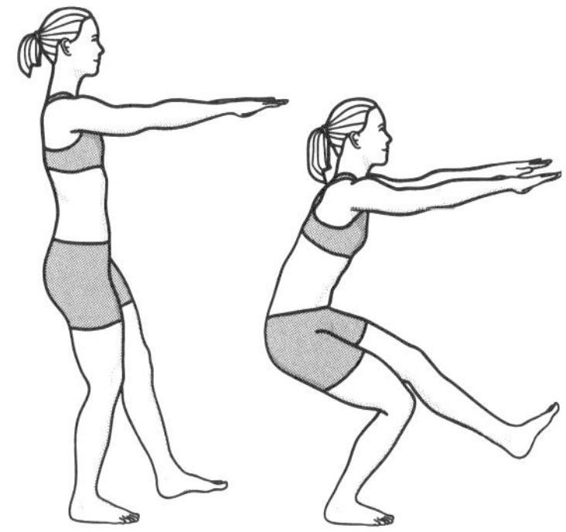

2 Einbeinige Kniebeuge

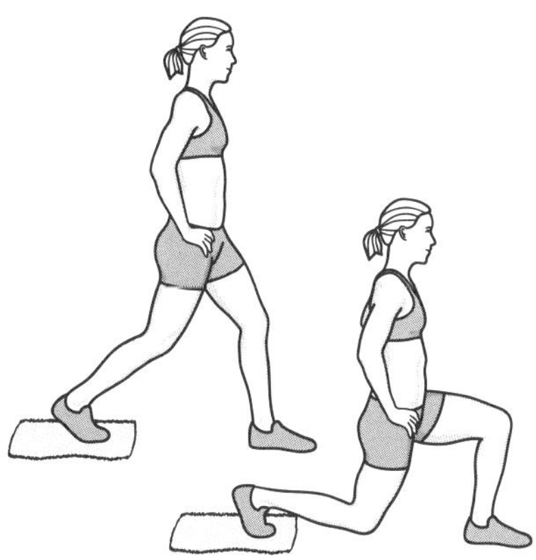

3 Gleitender Ausfallschritt

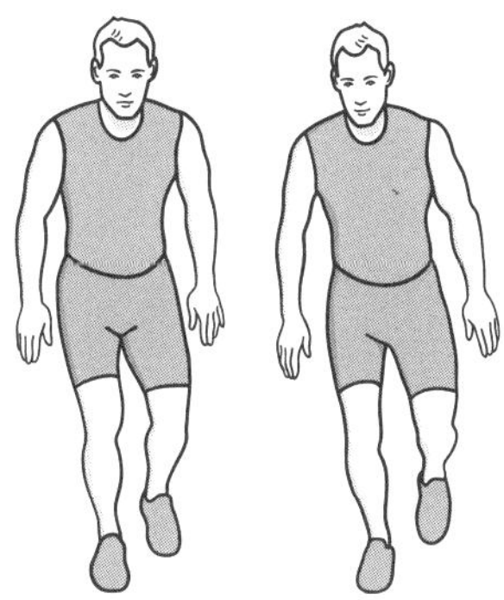

4 Einbeiniger Sprung

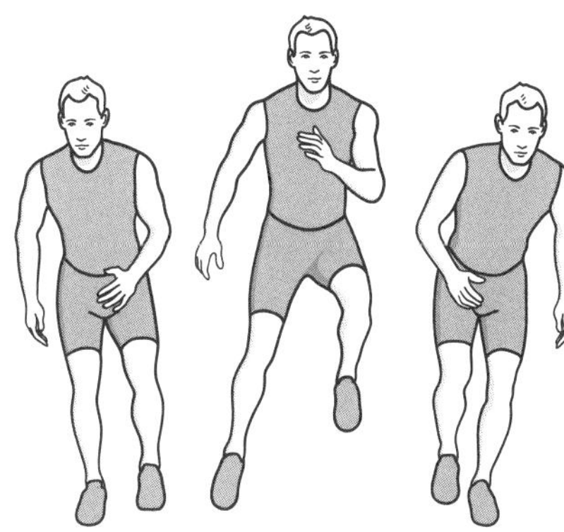

5 Wechselsprung

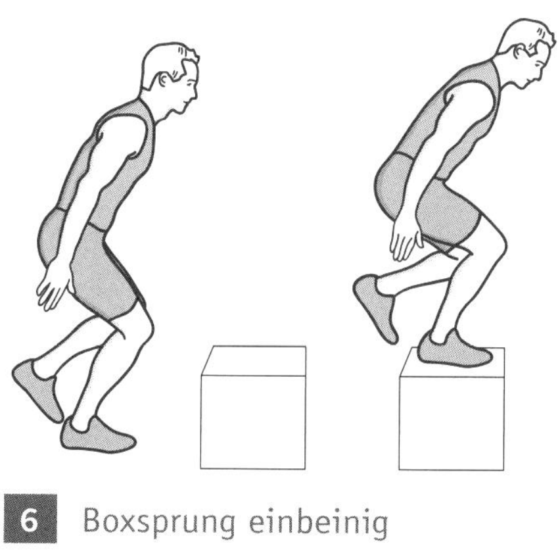

6 Boxsprung einbeinig

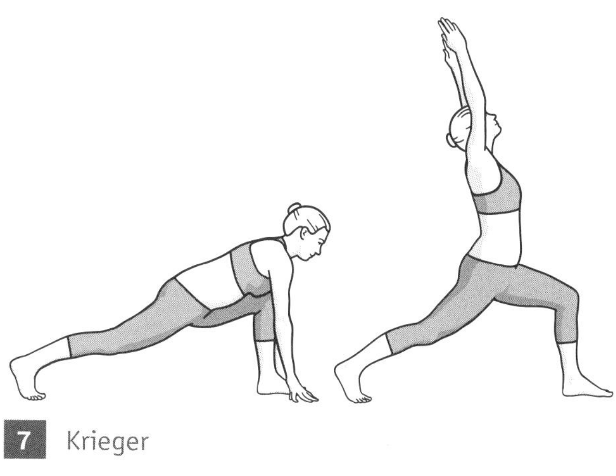

7 Krieger

42 Starke Sprunggelenke für Sportler

1 **2** 3

Trainingsschwerpunkt: Übungen auf instabilem Untergrund
Zirkelrunden: 2
Trainingsdauer: 40 Minuten
Benötigte Hilfsmittel: Balance Pad, Bosu-Ball

	Übung	Wiederholungen/ Belastungszeit	Pause in Sek.	Seiten-wechsel	Intensität	Seite
1	Fersenheben	10 Wdh.	20		1	135
2	Einbeinstand	60 Sek.	20	×	1	135
3	Einbeiniges Fersenheben	10 Wdh.	20	×	2	135
4	Einbeinige Kniebeuge	10 Wdh.	20	×	2	126
5	Kniebeuge auf dem Bosu-Ball	10 Wdh.	20		1	136
6	Ausfallschritt mit Knieheben	10 Wdh. je Seite	20		1	132
7	Einbeiniger Sprung	10 Wdh.	20	×	1	133

Hinweis: Übung 5 kann auch auf dem Balance Pad ausgeführt werden.

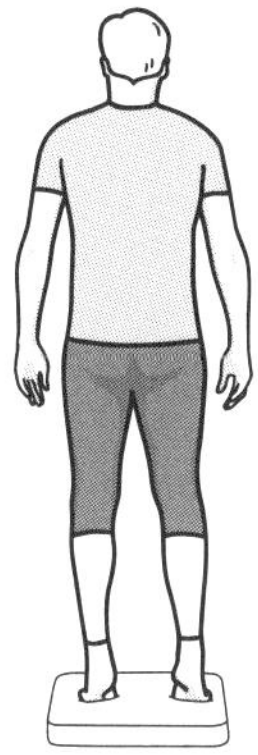

1 Fersenheben

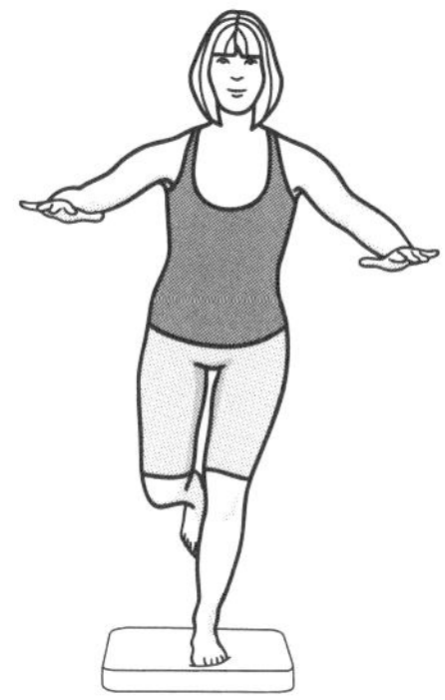

2 Einbeinstand

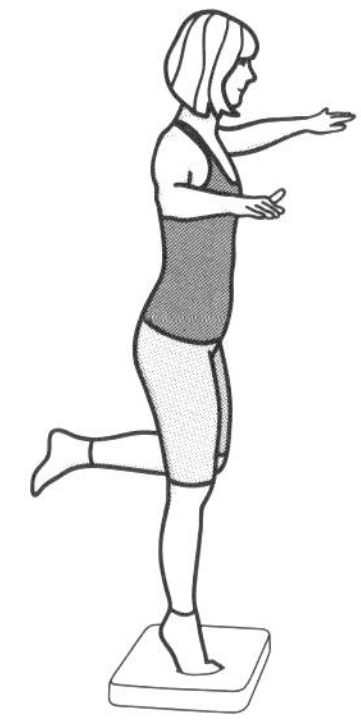

3 Einbeiniges Fersenheben

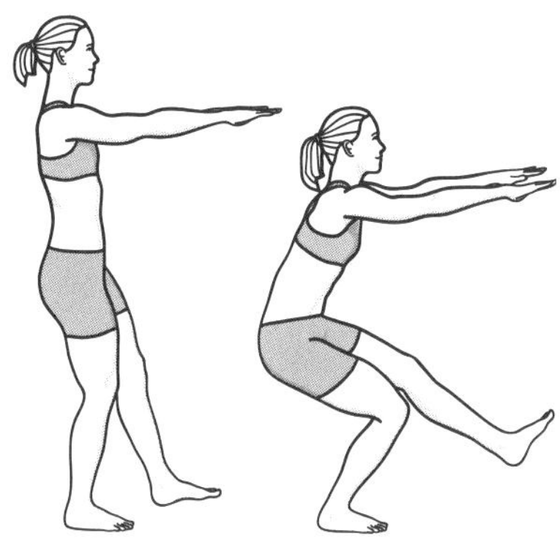

4 Einbeinige Kniebeuge

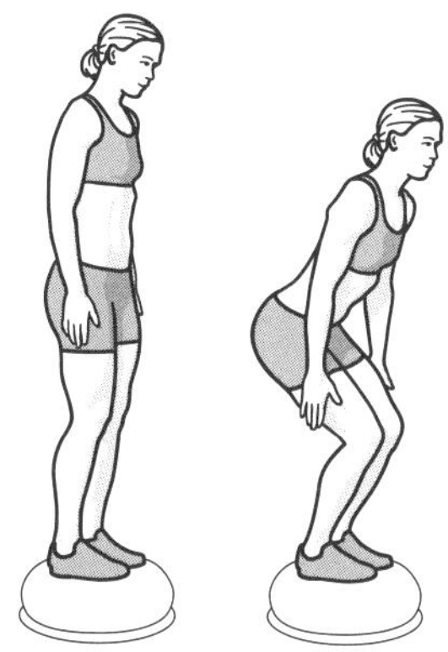

5 Kniebeuge auf dem Bosu-Ball

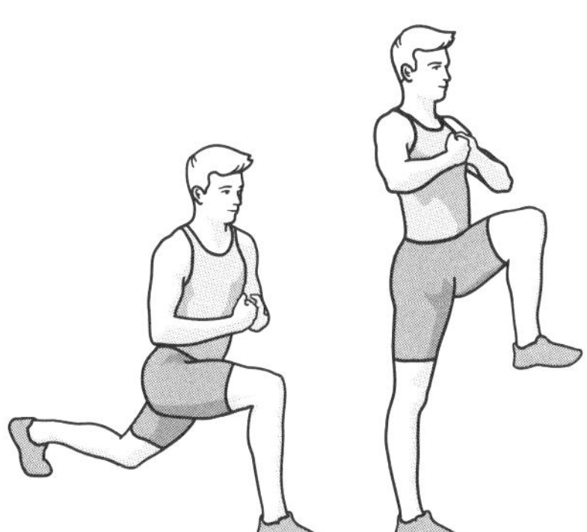

6 Ausfallschritt mit Knieheben

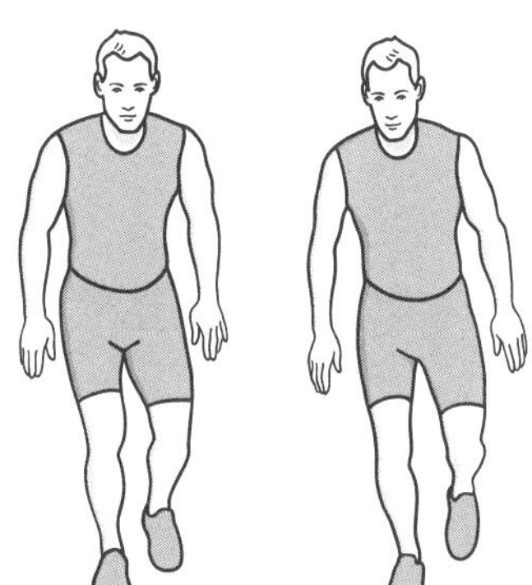

7 Einbeiniger Sprung

43 Stabile Schultern für Wurfsportler

1 2 3

Trainingsschwerpunkt: Stützübungen mit dem Balance Board, Übungen auf instabilem Untergrund
Zirkelrunden: 2
Trainingsdauer: 40 Minuten
Benötigtes Hilfsmittel: Balance Board

	Übung	Wiederholungen/ Belastungszeit	Pause in Sek.	Seiten-wechsel	Intensität	Seite
1	Zweipunkt-vierfüßlerstand	60 Sek.	20	×	1	122
2	Dreibeiniger Hund	60 Sek.	20	×	2	143
3	Stütz mit Handheben	10 Wdh. je Seite	20		2	124
4	Wechselnder Stütz	5 Wdh. je Seite	20		3	124
5	Krabbeln	10 Wdh. je Seite	20		1	126
6	Liegestütz auf dem Balance Board	10 Wdh.	20		3	139
7	Stütz mit Brettbewegung	60 Sek.	20		2	139

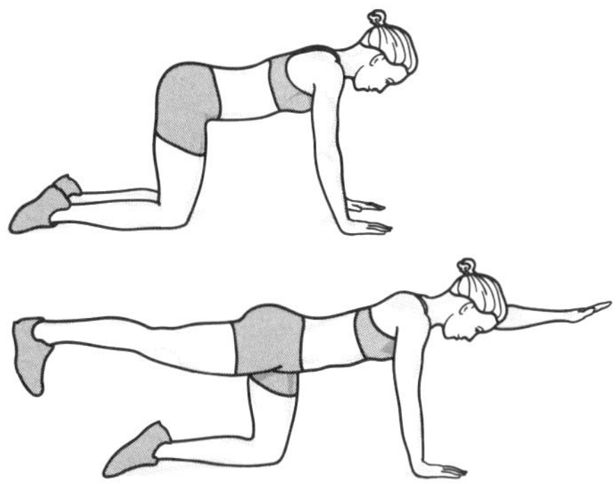

1 Zweipunktvierfüßlerstand

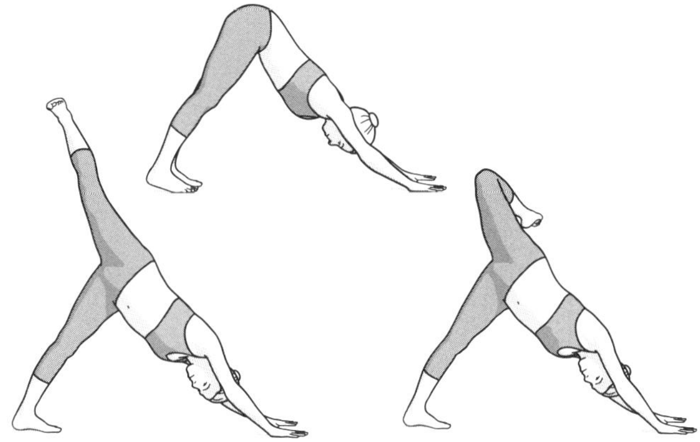

2 Dreibeiniger Hund

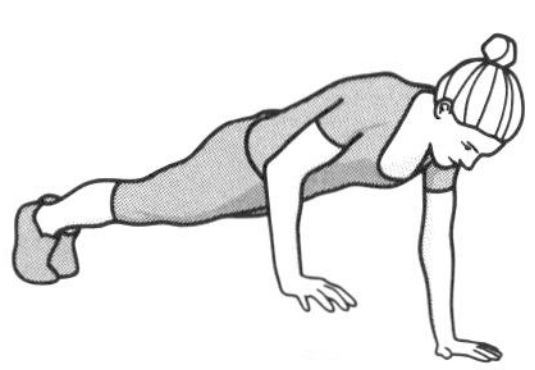

3 Stütz mit Handheben

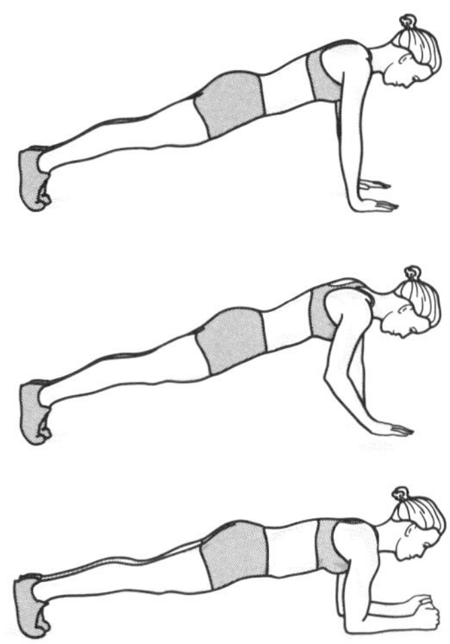

4 Wechselnder Stütz

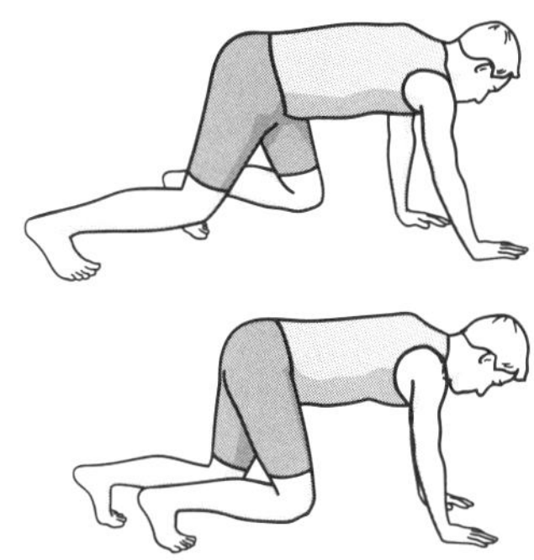

5 Krabbeln

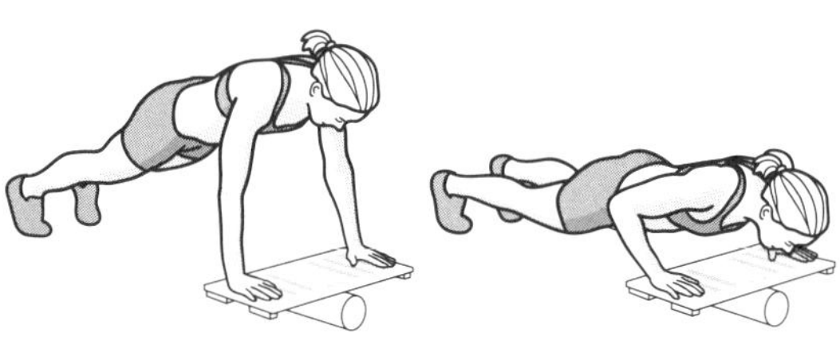

6 Liegestütz auf dem Balance Board

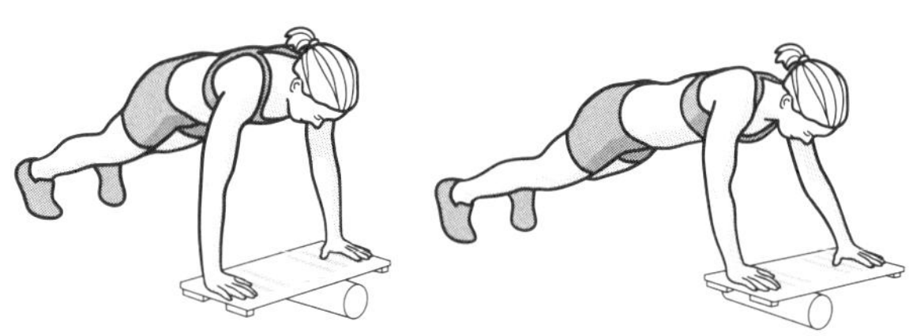

7 Stütz mit Brettbewegung

44 Fokus und Regeneration für Sportler

❶ ② ③

Trainingsschwerpunkt: sanfte Gleichgewichtsübungen, Yogaübungen
Zirkelrunden: 2
Trainingsdauer: 25 Minuten
Benötigtes Hilfsmittel: Balance Pad, Balance Board

	Übung	Wiederholungen/ Belastungszeit	Pause in Sek.	Seiten-wechsel	Intensität	Seite
1	Knieheben im Stand	60 Sek.	20	×	1	130
2	Baum	60 Sek.	20	×	1	142
3	Krieger	60 Sek.	20	×	1	143
4	Diagonales Zusammenführen im Vierfüßlerstand	10 Wdh.	20	×	3	122
5	Fersenheben	10 Wdh.	20		1	135
6	Balancesitz	60 Sek.	20		1	141

Hinweis: Die Übungen 5 und 6 können auch auf dem Boden ausgeführt werden. Dadurch reduziert sich die Schwierigkeit.

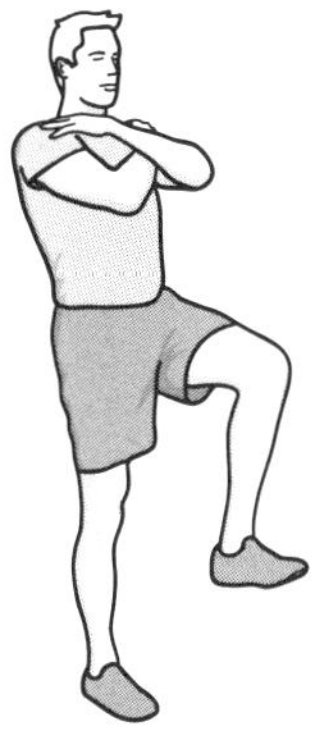

1 Knieheben im Stand

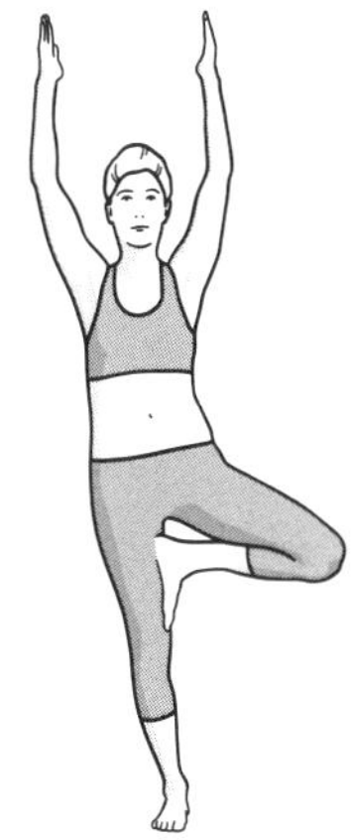

2 Baum

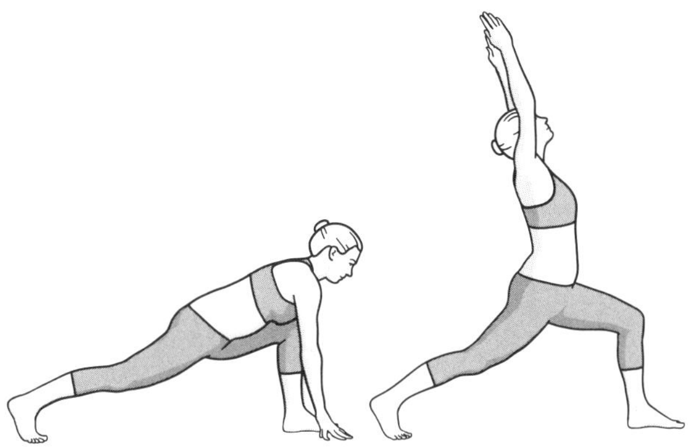

3 Krieger

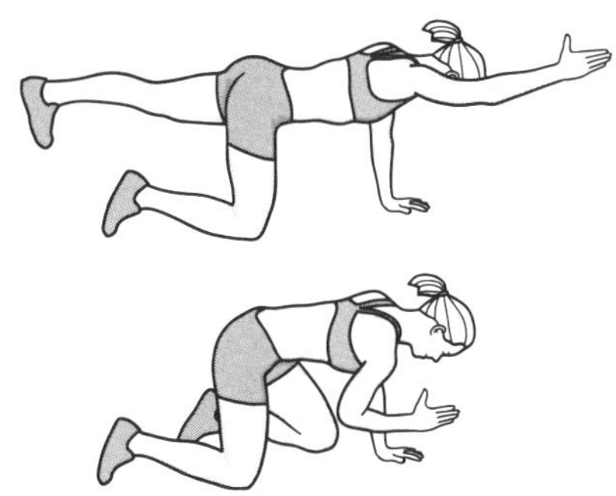

4 Diagonales Zusammenführen im Vierfüßlerstand

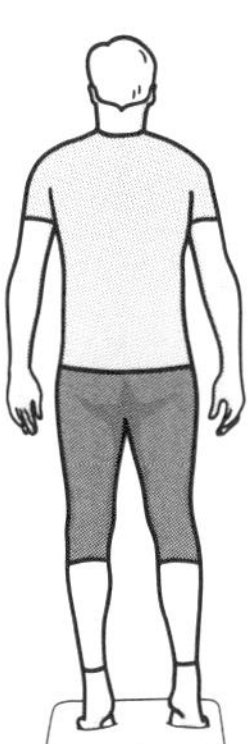

5 Fersenheben

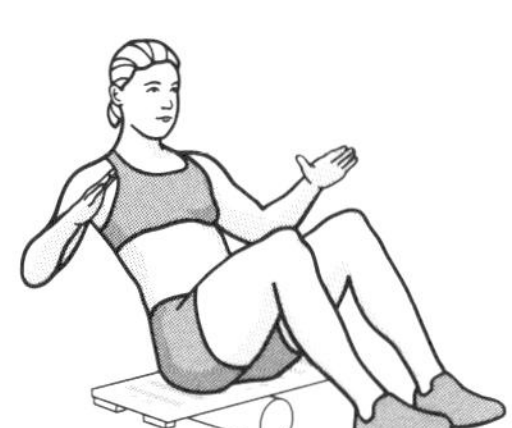

6 Balancesitz

45 Stark und schmerzfrei am Arbeitsplatz

❶ ② ③

Trainingsschwerpunkt: Beinachsenstabilität, Ganzkörperstabilität, Rumpfkräftigung
Zirkelrunden: 2
Trainingsdauer: 45 Minuten
Benötigte Hilfsmittel: Balance Pad, Bosu-Ball

	Übung	Wiederholungen/ Belastungszeit	Pause in Sek.	Seiten-wechsel	Intensität	Seite
1	Zehen-Fersen-Stand	15 Wdh.	20		1	130
2	Knieheben im Stand	60 Sek.	20	×	1	130
3	Beinschwingen	10 Wdh.	20	×	1	132
4	Diagonales Knie-Arm-Zusammenführen im Stand	10 Wdh.	20	×	1	131
5	Ausfallschritt mit Knieheben	10 Wdh. je Seite	20		1	132
6	Fersenheben	10 Wdh.	20		1	135
7	Einbeinstand	60 Sek.	20	×	1	135
8	Marschieren auf dem Bosu-Ball	60 Sek.	20		1	136
9	Lift-up auf dem Bosu-Ball	10 Wdh.	20	×	1	136

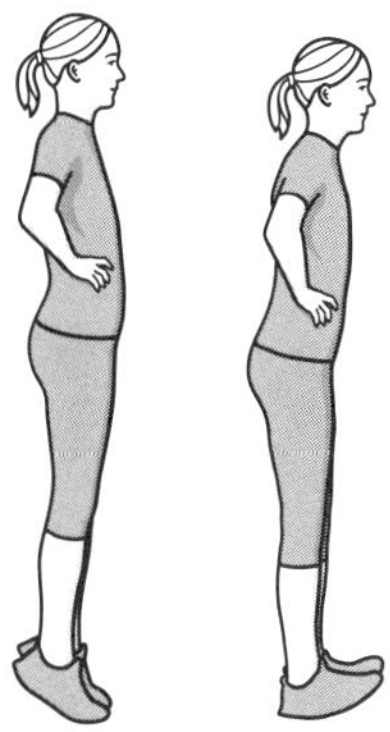

1 Zehen-Fersen-Stand

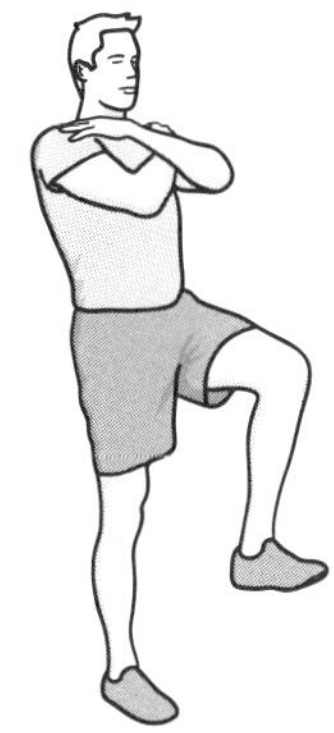

2 Knieheben im Stand

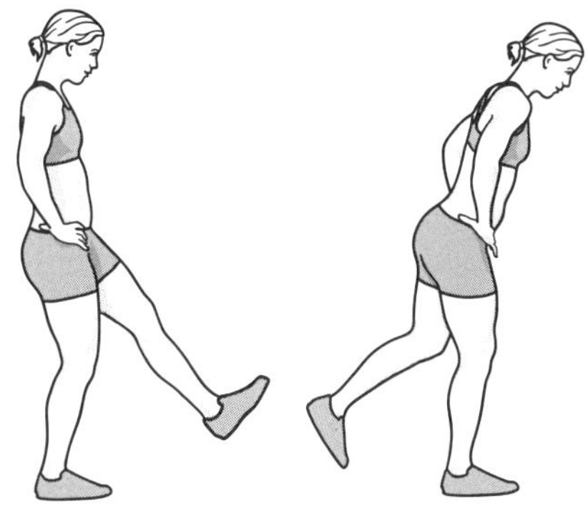

3 Beinschwingen

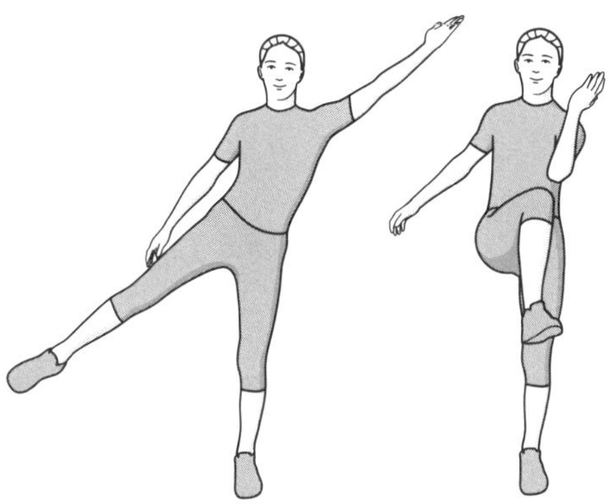

4 Diagonales Knie-Arm-Zusammenführen im Stand

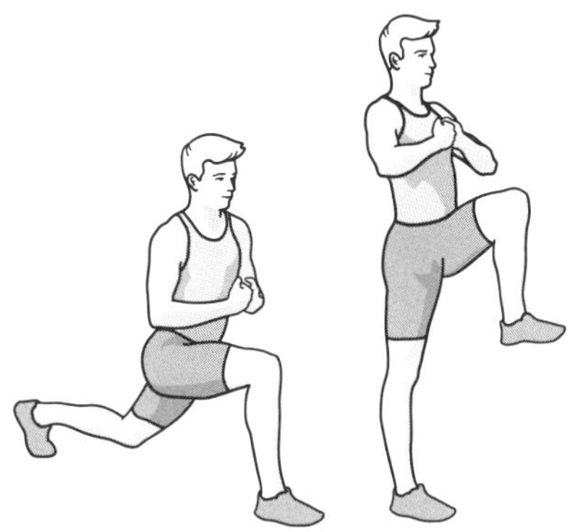

5 Ausfallschritt mit Knieheben

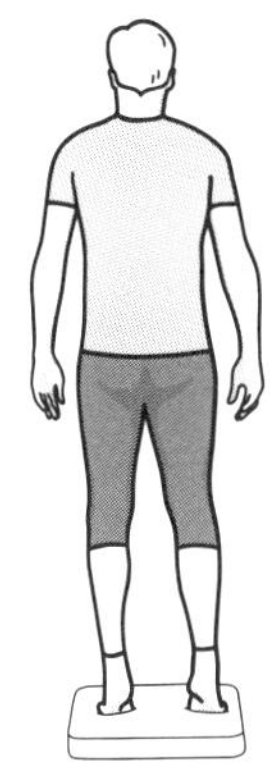

6 Fersenheben

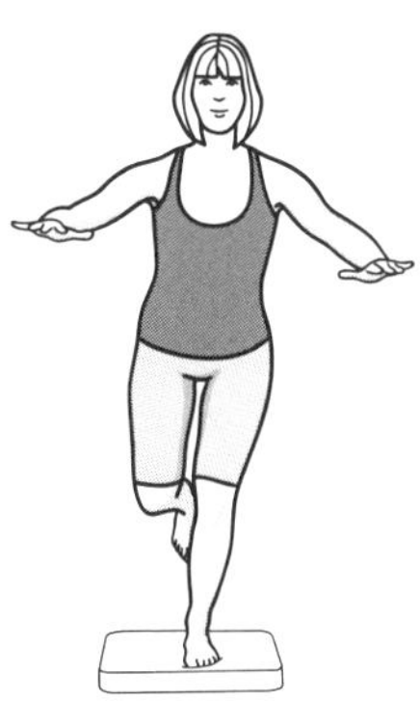

7 Einbeinstand

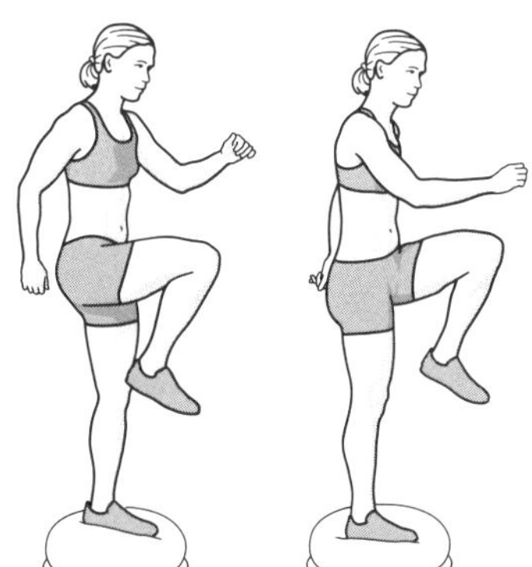

8 Marschieren auf dem Bosu-Ball

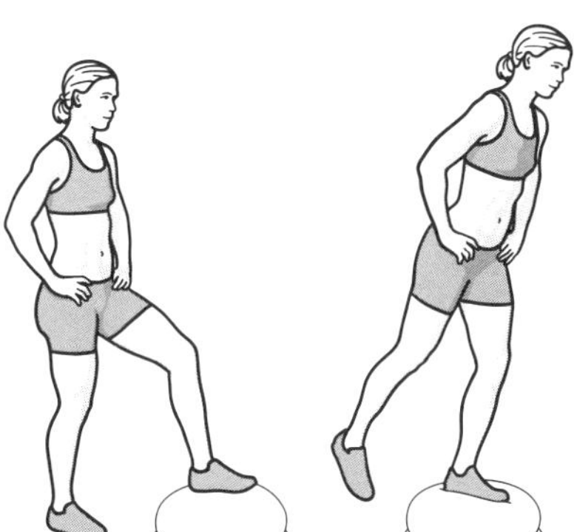

9 Lift-up auf dem Bosu-Ball

46 Mentale Fokussierung und Konzentration am Arbeitsplatz

1 2 3

Trainingsschwerpunkt: Beinachsenstabilität, Yoga- und Pilatesübungen, mentale Konzentration
Zirkelrunden: 2
Trainingsdauer: 40 Minuten

	Übung	Wiederholungen/ Belastungszeit	Pause in Sek.	Seiten-wechsel	Intensität	Seite
1	Zweipunkt-vierfüßlerstand	60 Sek.	20	×	1	122
2	Standwaage mit zur Seite gestreckten Armen	60 Sek.	20	×	1	130
3	Diagonales Knie-Arm-Zusammenführen im Stand	10 Wdh.	20	×	1	131
4	Beinschwingen	10 Wdh.	20	×	1	132
5	Blitz	60 Sek.	20		1	143
6	Baum	60 Sek.	20	×	1	142
7	Krieger	60 Sek.	20	×	1	143

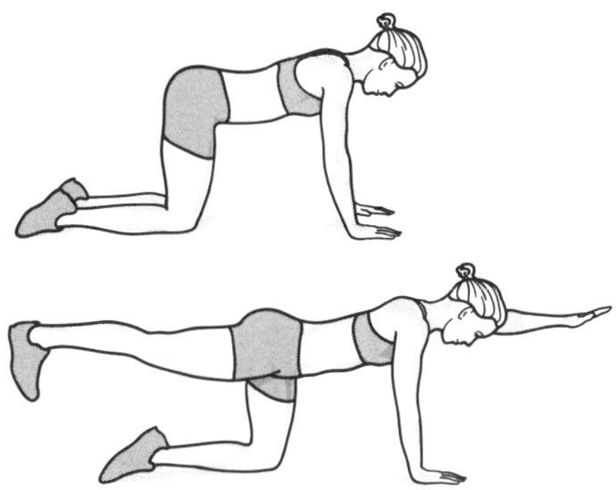

1 Zweipunktvierfüßlerstand

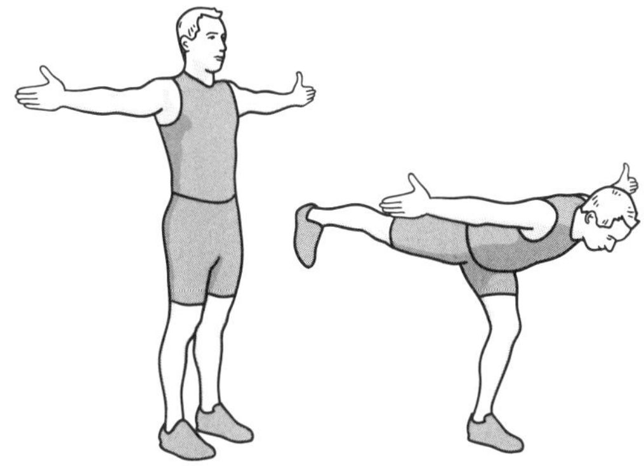

2 Standwaage mit zur Seite gestreckten Armen

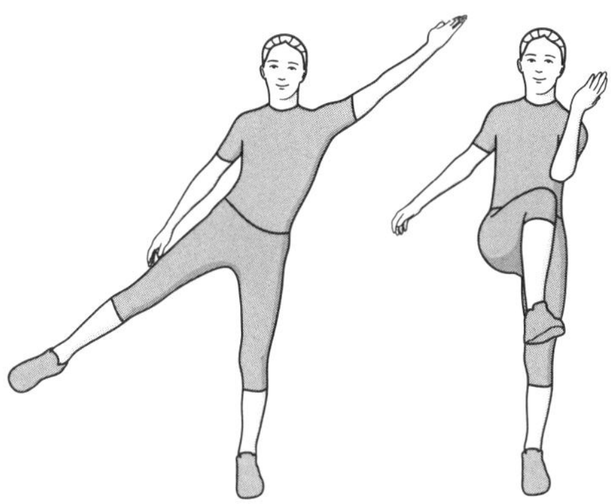

3 Diagonales Knie-Arm-Zusammenführen im Stand

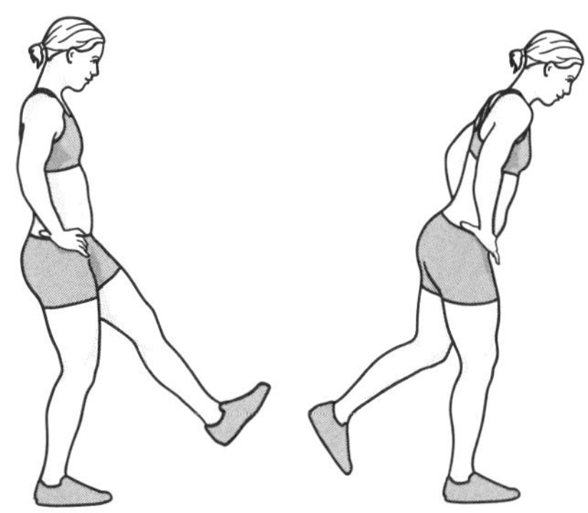

4 Beinschwingen

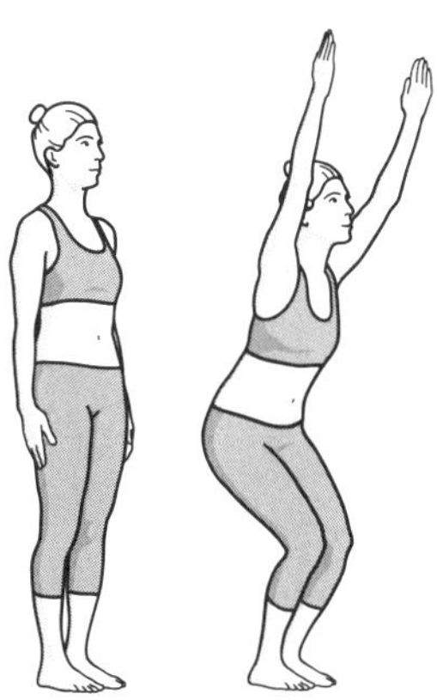

5 Blitz

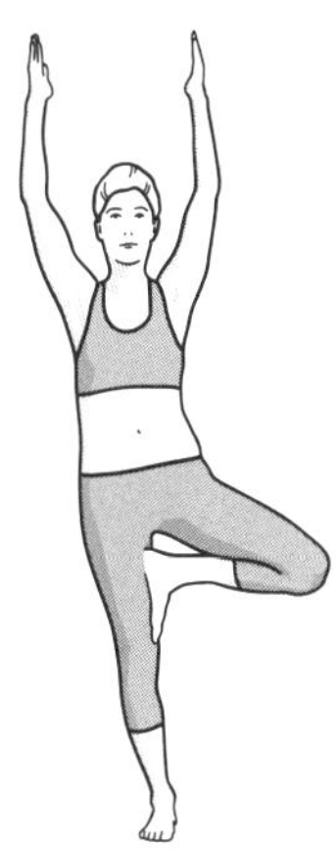

6 Baum

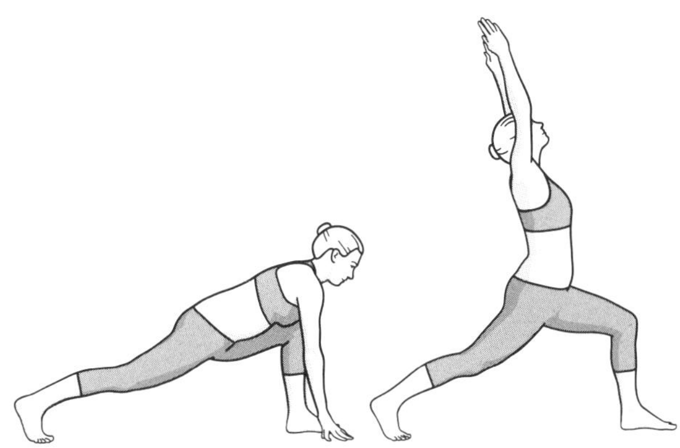

7 Krieger

47 Sicher und stabil im Alter

❶❷❸

Trainingsschwerpunkt: Beinachsenstabilität, Ganzkörperstabilität
Zirkelrunden: 2
Trainingsdauer: 45 Minuten
Benötigte Hilfsmittel: Balance Pad, Bosu-Ball

	Übung	Wiederholungen/ Belastungszeit	Pause in Sek.	Seiten-wechsel	Intensität	Seite
1	Zehen-Fersen-Stand	15 Wdh.	20		1	130
2	Baum	60 Sek.	20	×	1	142
3	Beinschwingen	10 Wdh.	20	×	1	132
4	Kniebeuge auf dem Bosu-Ball	10 Wdh.	20		2	136
5	Ausfallschritt mit Knieheben	10 Wdh. je Seite	20		1	132
6	Fersenheben	10 Wdh.	20		1	135
7	Einbeinstand	60 Sek.	20	×	1	135
8	Marschieren auf dem Bosu-Ball	60 Sek.	20		1	136

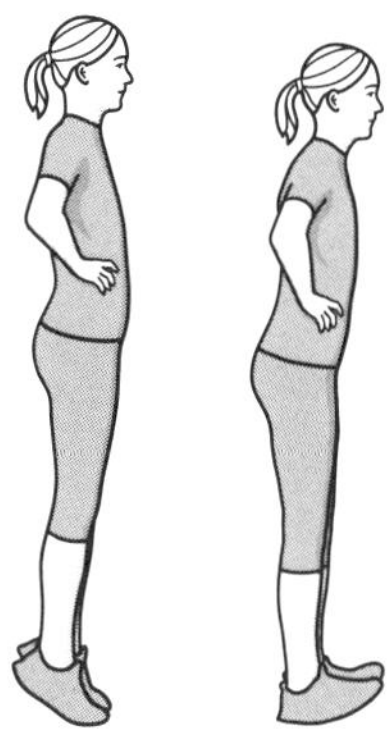

1 Zehen-Fersen-Stand

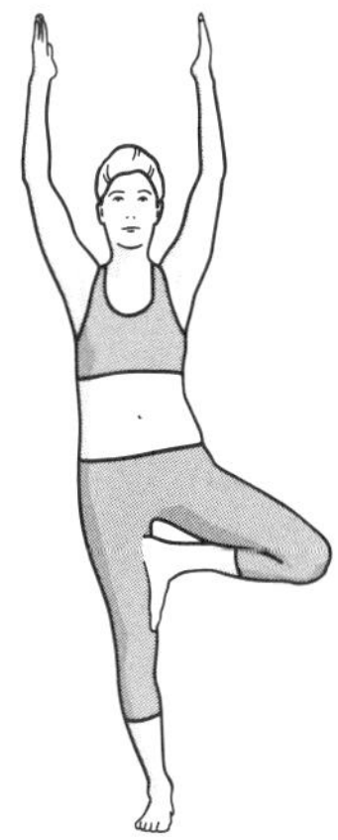

2 Baum

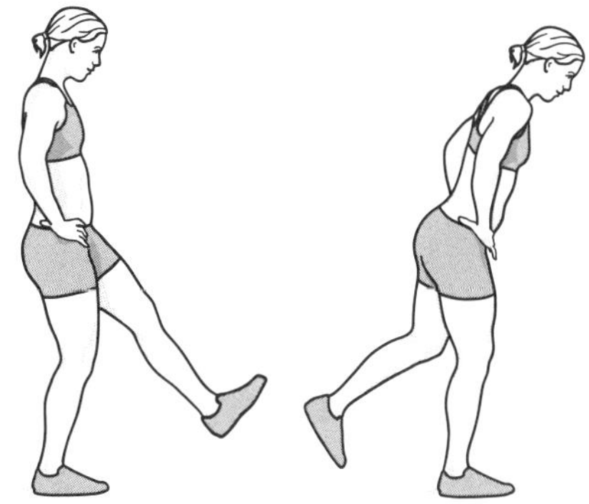

3 Beinschwingen

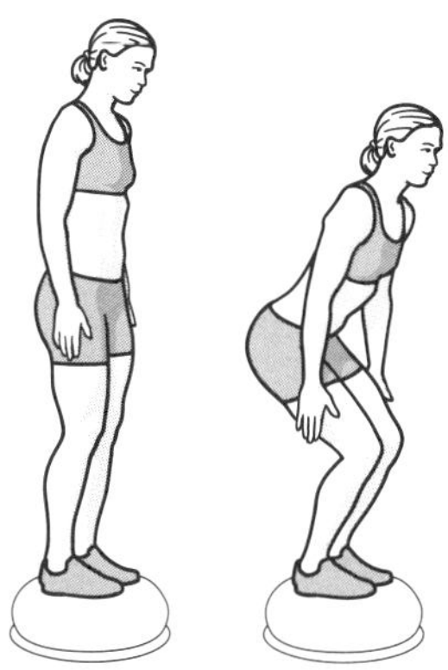

4 Kniebeuge auf dem Bosu-Ball

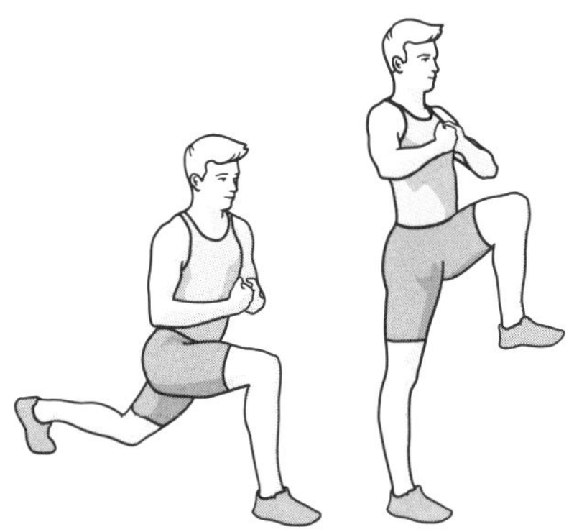

5 Ausfallschritt mit Knieheben

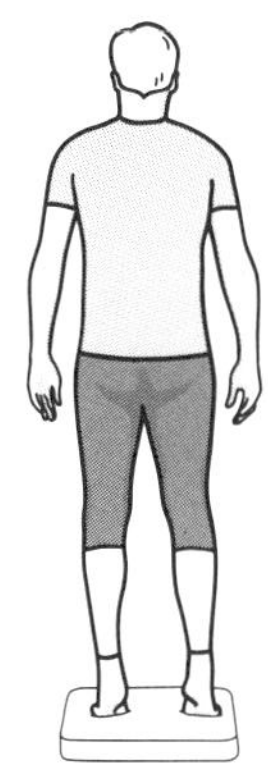

6 Fersenheben

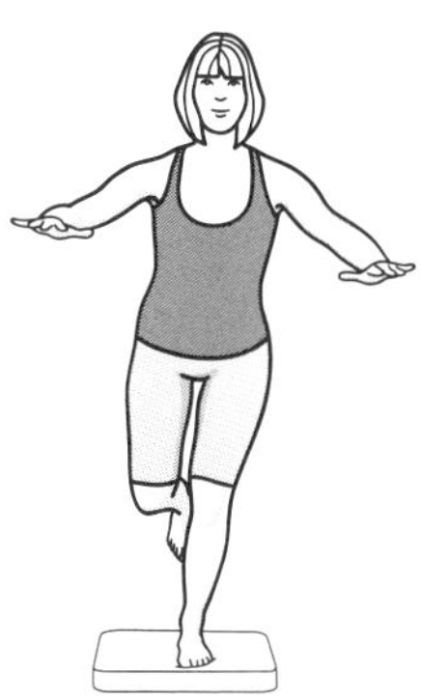

7 Einbeinstand

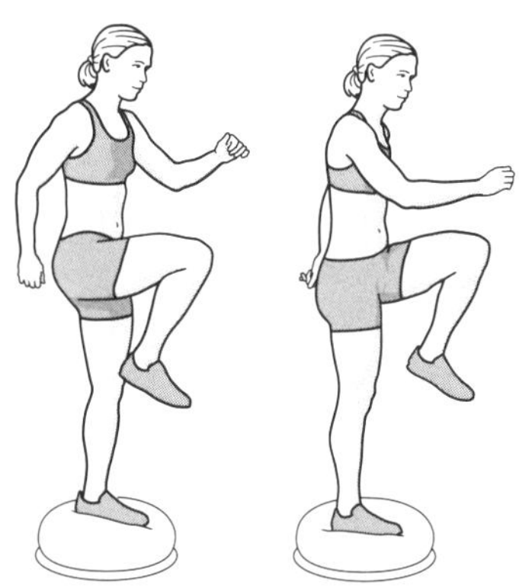

8 Marschieren auf dem Bosu-Ball

48 Sicher unterwegs bis ins hohe Alter

1 2 3

Trainingsschwerpunkt: Beinachsenstabilität
Zirkelrunden: 2
Trainingsdauer: 25 Minuten

	Übung	Wiederholungen/ Belastungszeit	Pause in Sek.	Seiten-wechsel	Intensität	Seite
1	Diagonales Knie-Arm-Zusammenführen im Stand	10 Wdh.	20	×	1	131
2	Blitz	60 Sek.	20		1	143
3	Baum	60 Sek.	20	×	1	142
4	Standwaage mit zur Seite gestreckten Armen	60 Sek.	20	×	1	130
5	Zehen-Fersen-Stand	15 Wdh.	20		1	130

Hinweis: Alle Übungen können auch auf einem instabilen Untergrund (Balance Pad oder Bosu-Ball) ausgeführt werden. Dadurch erhöht sich die Schwierigkeit.

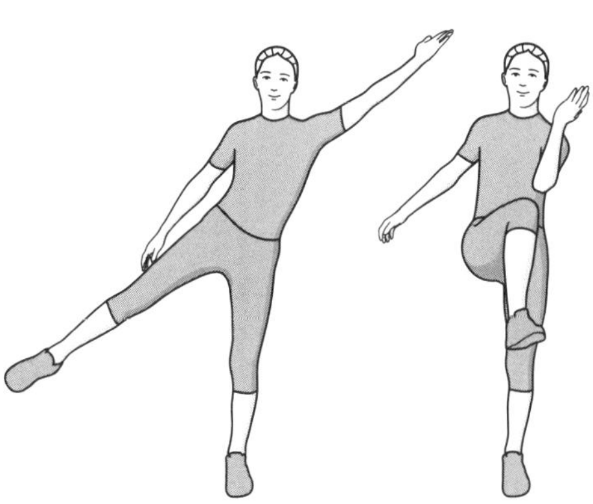

1 Diagonales Knie-Arm-Zusammenführen im Stand

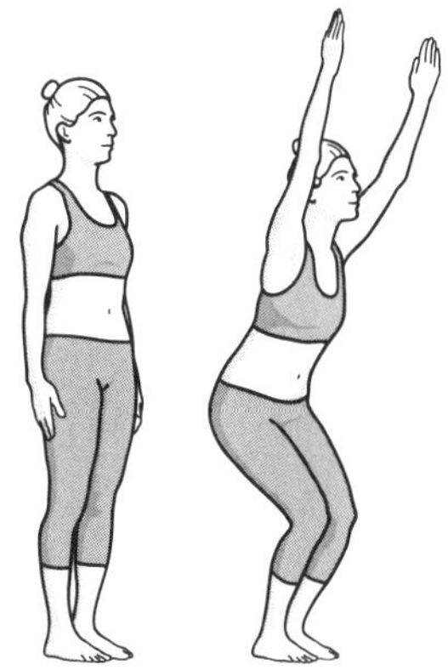

2 Blitz

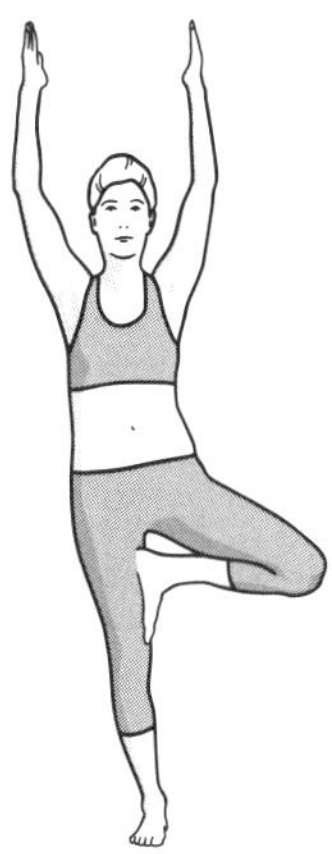

3 Baum

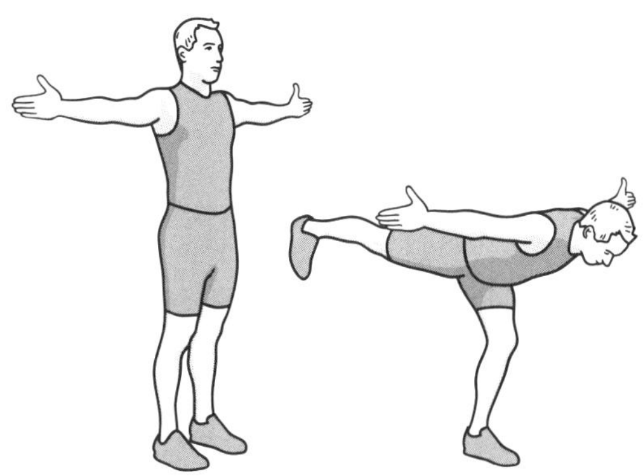

4 Standwaage mit zur Seite gestreckten Armen

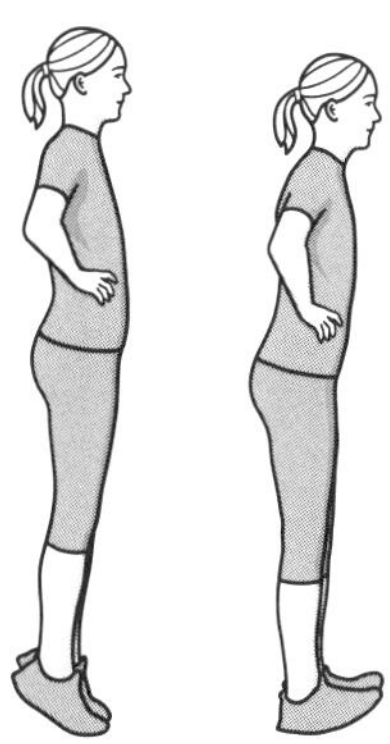

5 Zehen-Fersen-Stand

49 Kraftvoll und stabil dank Yoga und Pilates

1 **2** 3

Trainingsschwerpunkt: Ganzkörperkräftigung
Zirkelrunden: 2
Trainingsdauer: 45 Minuten

	Übung	Wiederholungen/ Belastungszeit	Pause in Sek.	Seiten-wechsel	Intensität	Seite
1	Diagonales Zusammenführen im Vierfüßlerstand	10 Wdh.	20	×	2	122
2	Seitstütz mit Beinschere	10 Wdh.	20	×	2	125
3	Umgedrehte Planke mit Beinheben	10 Wdh. je Seite	20		2	142
4	Dreibeiniger Hund	60 Sek.	20	×	2	143
5	Krieger	60 Sek.	20	×	1	143
6	Blitz	60 Sek.	20		1	143
7	Boot	60 Sek.	20		2	142
8	Standwaage mit nach vorn gestreckten Armen	60 Sek.	20	×	2	131

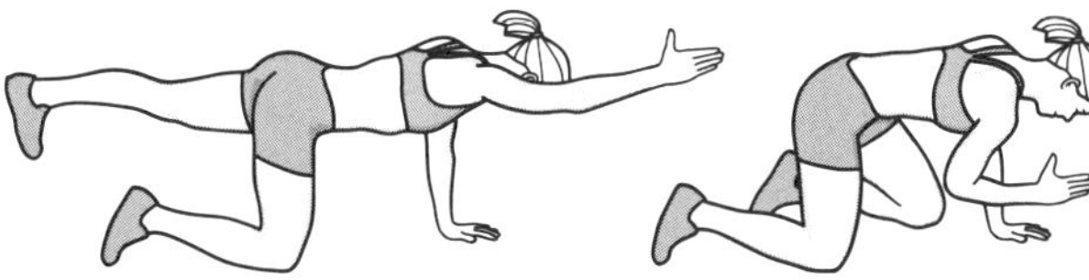

1 Diagonales Zusammenführen im Vierfüßlerstand

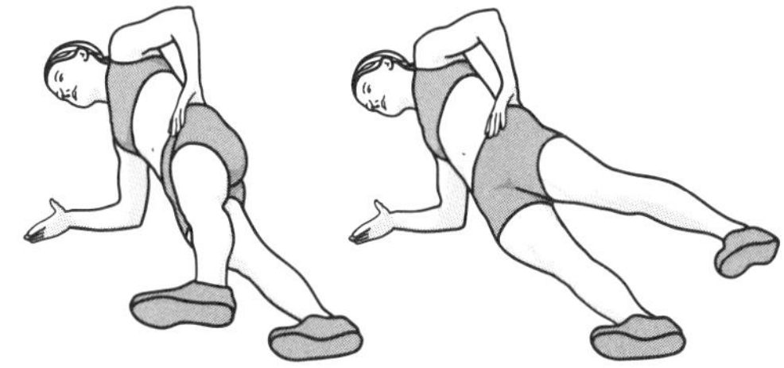

2 Seitstütz mit Beinschere

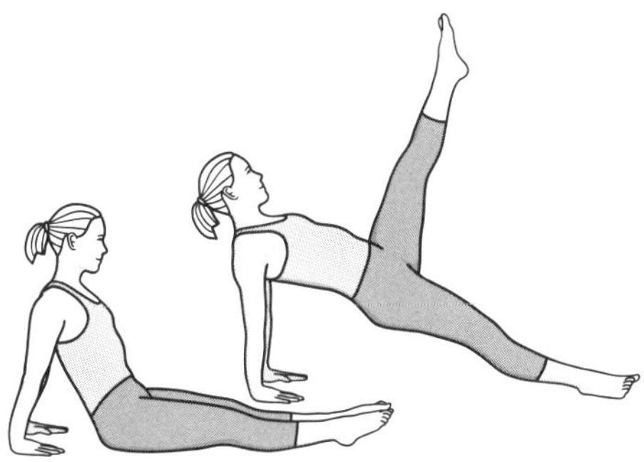

3 Umgedrehte Planke mit Beinheben

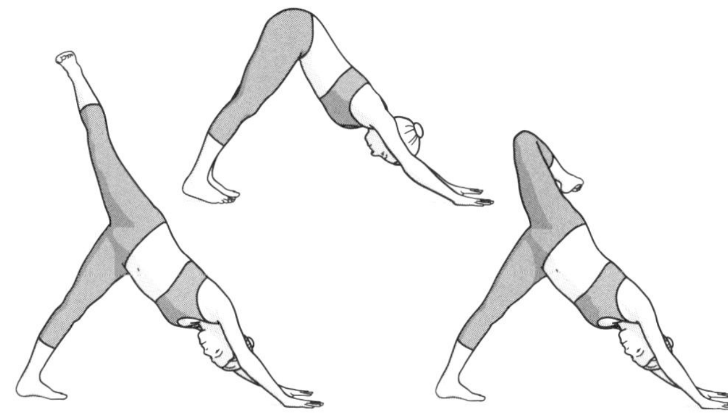

4 Dreibeiniger Hund

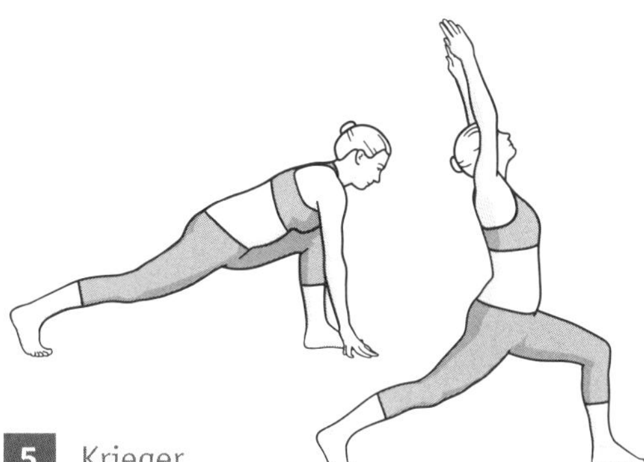

5 Krieger

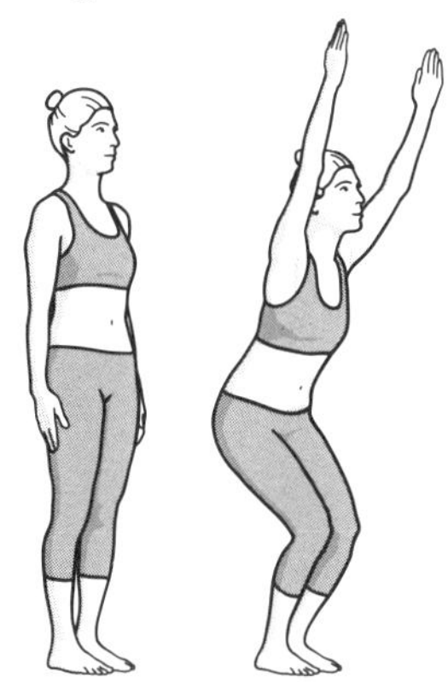

6 Blitz

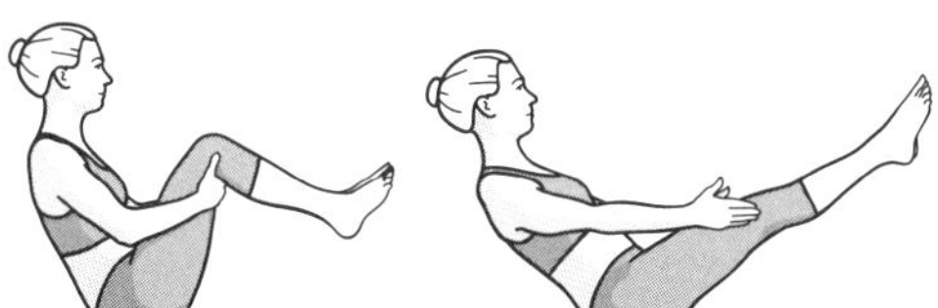

7 Boot

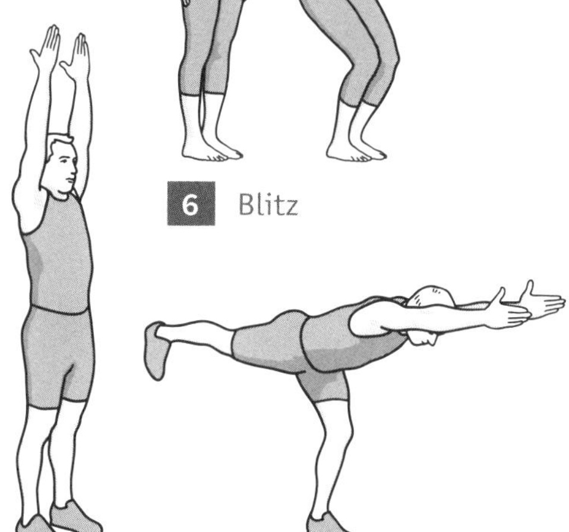

8 Standwaage mit nach vorn gestreckten Armen

50 Im Gleichgewicht dank Yoga und Pilates

❶❷❸

Trainingsschwerpunkt: Gleichgewicht
Zirkelrunden: 2
Trainingsdauer: 40 Minuten

	Übung	Wiederholungen/ Belastungszeit	Pause in Sek.	Seiten-wechsel	Intensität	Seite
1	Zehen-Fersen-Stand	15 Wdh.	20		1	130
2	Baum	60 Sek.	20	×	1	142
3	Zweipunkt-vierfüßlerstand	60 Sek.	20	×	1	122
4	Kniender Seitstütz mit Beinheben	10 Wdh.	20	×	1	125
5	Standwaage mit zur Seite gestreckten Armen	60 Sek.	20	×	1	130
6	Krieger	60 Sek.	20	×	1	143

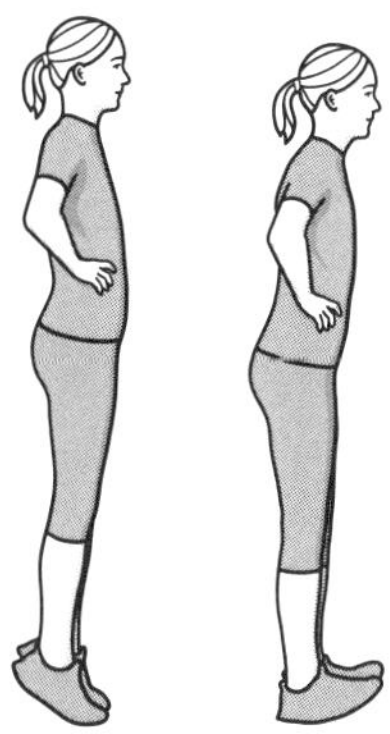

1 Zehen-Fersen-Stand

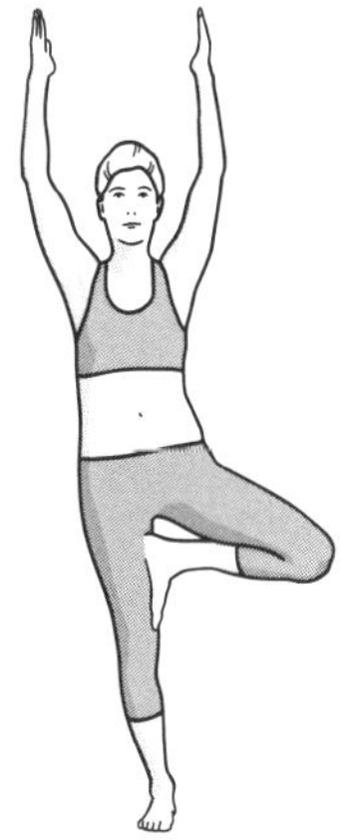

2 Baum

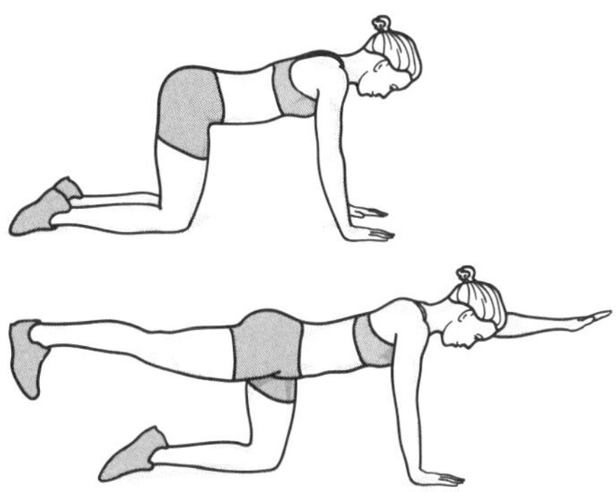

3 Zweipunktvierfüßlerstand

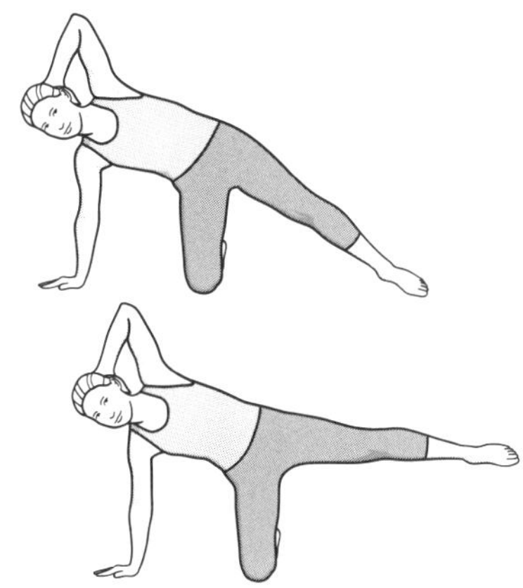

4 Kniender Seitstütz mit Beinheben

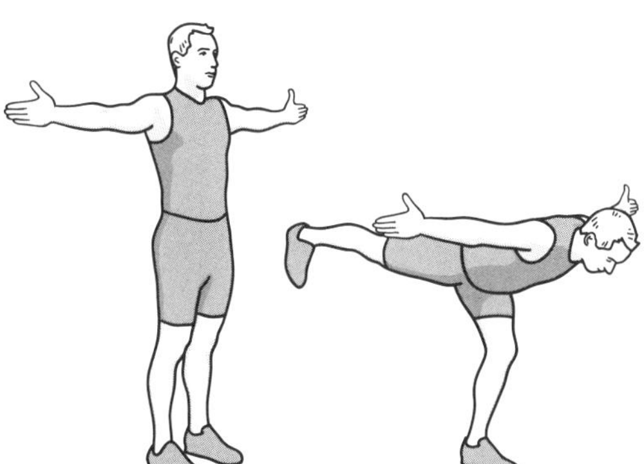

5 Standwaage mit zur Seite gestreckten Armen

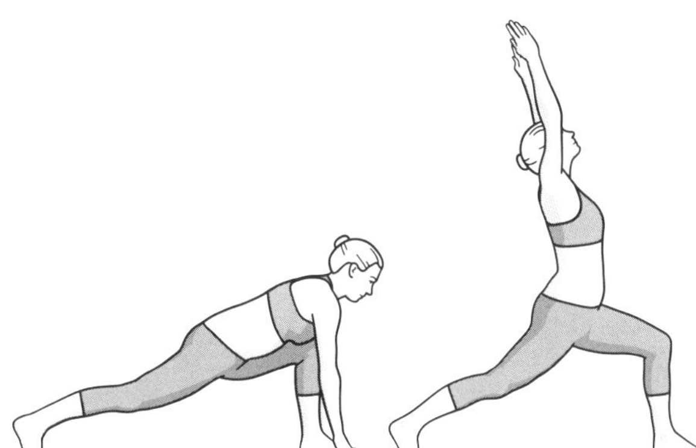

6 Krieger

Die Übungen

3

Bodyweight-Übungen

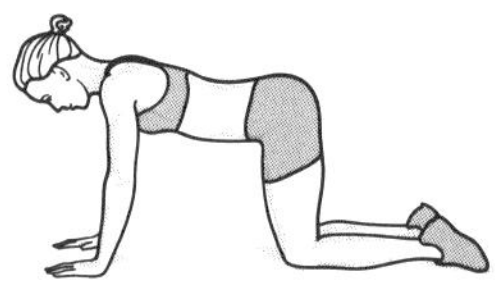
1

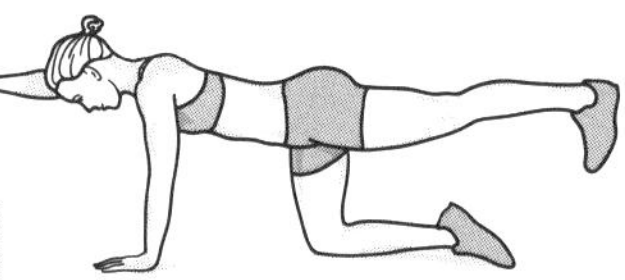
2

Zweipunktvierfüßlerstand

1. Im Vierfüßlerstand die Hände unter den Schultern, die Knie unter den Hüften platzieren.
2. Einen Arm nach vorn über den Kopf hinausstrecken und das gegenüberliegende Bein anheben und nach hinten strecken. Das Becken bleibt parallel zum Boden ausgerichtet. Die Position halten und danach die Seite wechseln.

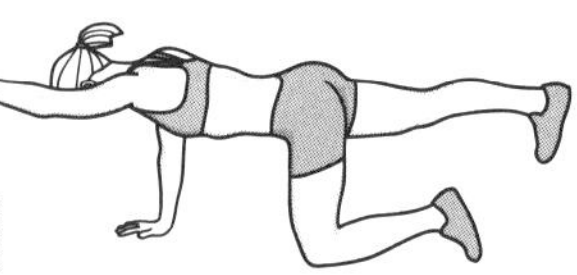
1

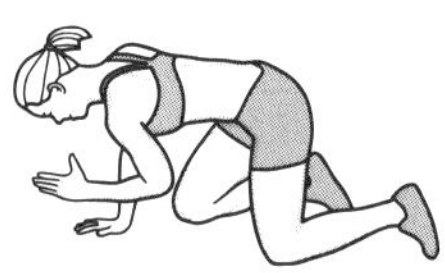
2

Diagonales Zusammenführen im Vierfüßlerstand

1. Im Vierfüßlerstand die Hände direkt unter den Schultern, die Knie unter den Hüften platzieren. Einen Arm nach vorn über den Kopf hinausstrecken und das gegenüberliegende Bein anheben und nach hinten strecken. Das Becken bleibt dabei parallel zum Boden ausgerichtet.
2. Abwechselnd Ellbogen und Knie unter dem Rumpf zusammenführen und wieder strecken.

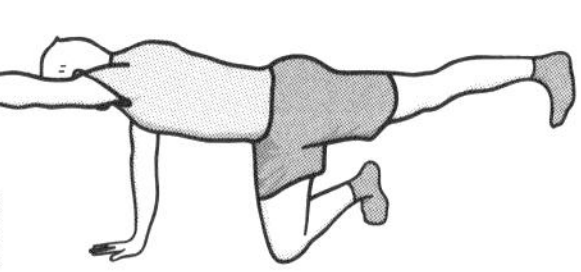
1

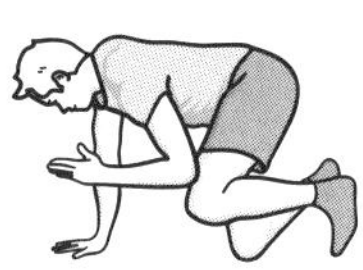
2

Gleichseitiges Zusammenführen im Vierfüßlerstand

1. Im Vierfüßlerstand die Hände direkt unter den Schultern, die Knie unter den Hüften platzieren. Einen Arm nach vorn über den Kopf hinausstrecken und das gleichseitige Bein anheben und nach hinten strecken. Das Becken bleibt dabei parallel zum Boden ausgerichtet.
2. Abwechselnd Ellbogen und Knie unter dem Rumpf zusammenführen und wieder strecken.

Erhöhter Stütz mit wechselseitigem Beinheben

1. Im Vierfüßlerstand beide Hände auf einer Faszienrolle abstützen. Dabei den Körper etwas nach vorn schieben, sodass sich die Knie etwas hinter den Hüften befinden. Die Schultern direkt über der Rolle ausrichten, sodass die Arme senkrecht stehen. Die Fußspitzen aufstellen.
2. Im Wechsel das rechte und das linke Bein anheben, sodass sich das jeweilige Bein in der Verlängerung des Oberkörpers befindet. Die Position jeweils 5 Sekunden halten.

Tipp: Die Faszienrolle sorgt als rundes, instabiles Element zum Stützen für mehr Intensität. Wer die Übung etwas stabiler und somit leichter gestalten möchte, kann sich mit den Händen auf dem Boden oder auf einer stabilen Erhöhung, beispielsweise einer Treppenstufe oder Box, abstützen.

1

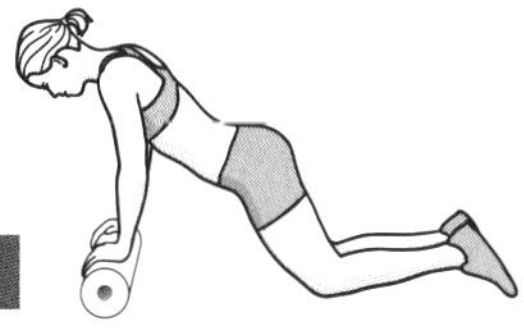

2

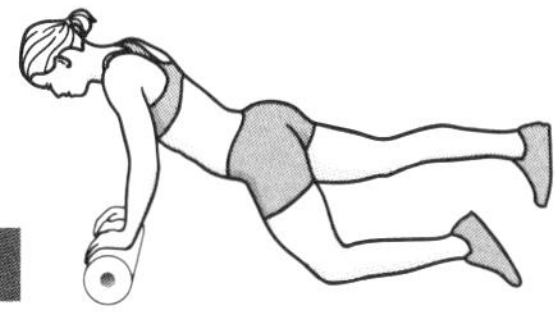

Erhöhter Stütz mit wechselseitigem Armheben

1. Im Vierfüßlerstand beide Hände auf einer Faszienrolle abstützen. Dabei den Körper etwas nach vorn schieben, sodass sich die Knie etwas hinter den Hüften befinden. Die Schultern direkt über der Rolle ausrichten, sodass die Arme senkrecht stehen. Die Fußspitzen aufstellen.
2. Im Wechsel den rechten und den linken Arm anheben, bis sich der jeweilige Arm in der Verlängerung des Oberkörpers befindet. Der Daumen zeigt dabei nach oben. Die Position jeweils 5 Sekunden halten.

Tipp: Die Faszienrolle sorgt als rundes, instabiles Element zum Stützen für mehr Intensität. Wer die Übung etwas stabiler und somit leichter gestalten möchte, kann sich mit den Händen auf dem Boden oder auf einer stabilen Erhöhung, beispielsweise einer Treppenstufe oder Box, abstützen.

1

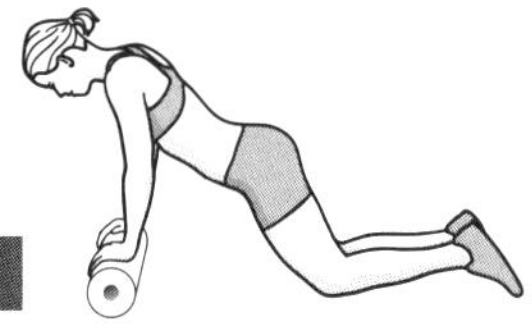

2

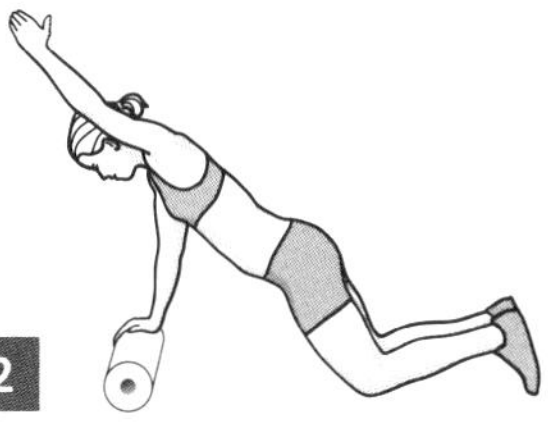

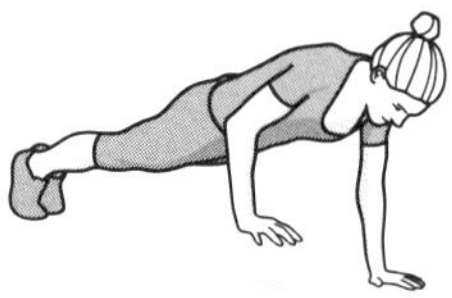

Stütz mit Handheben

In der Stützposition die Hände unterhalb der Schultern platzieren. Das Becken befindet sich in einer Linie zwischen Oberkörper und Oberschenkeln. Im Wechsel die rechte und die linke Hand nur wenige Zentimeter vom Boden lösen. Die Position jeweils 5 Sekunden halten.

Hinweis: Das Becken bleibt stabil und schaukelt nicht hin und her.

1
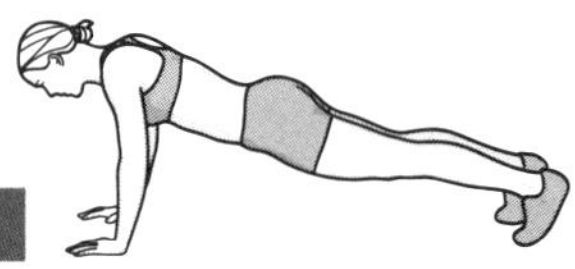

2
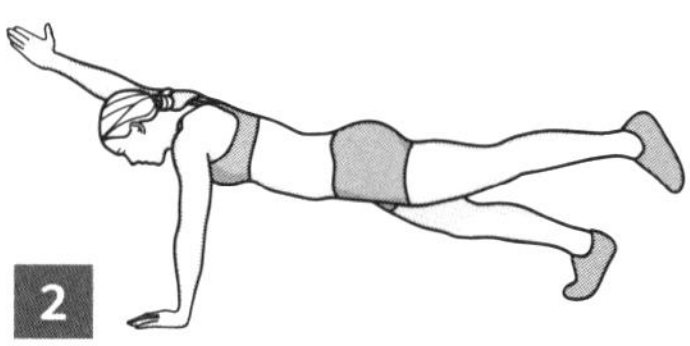

Stütz mit Arm- und Beinheben

1. In der Stützposition die Hände direkt unterhalb der Schultern platzieren. Das Becken befindet sich in einer Linie zwischen Oberkörper und Oberschenkeln.
2. Gleichzeitig den linken Fuß anheben und den rechten Arm nach vorn strecken. Absetzen und mit der anderen Seite wiederholen. Die Position jeweils 2 bis 3 Sekunden halten.

1
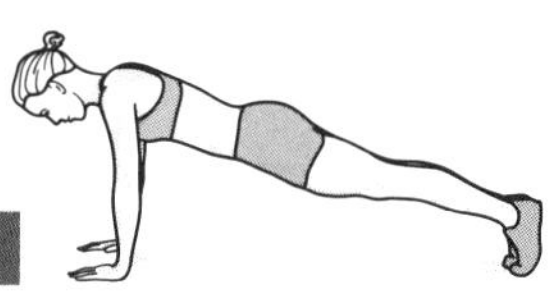

2
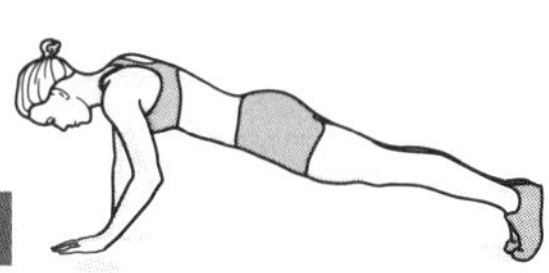

3
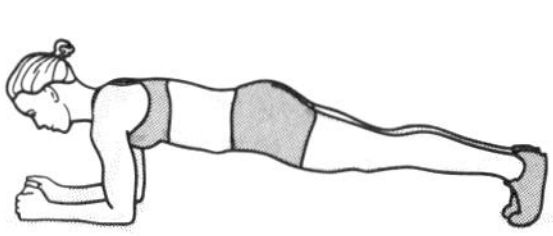

Wechselnder Stütz

1. In der Stützposition die Hände direkt unterhalb der Schultern platzieren. Das Becken befindet sich in einer Linie zwischen Oberkörper und Oberschenkeln.
2. Beide Unterarme nacheinander auf den Boden absenken. Den Körper dabei stabil halten.
3. Im Unterarmstütz ankommen. Danach mit der gleichen Seite beginnend wieder nacheinander die Unterarme nach oben drücken, um in die Ausgangsposition mit abgestützten Händen zurückzukommen. Die folgende Wiederholung mit der anderen Seite starten.

Kniender Seitstütz mit Beinheben

1. Im Kniestand eine Hand seitlich abstützen, dabei die stützende Hand direkt unter der Schulter platzieren. Die Fingerspitzen zeigen weg vom Körper. Die freie Hand am Hinterkopf anlegen, der Ellbogen zeigt nach oben. Das gegenüberliegende Bein zur Seite strecken. Die Fußspitze berührt den Boden. Der Körper befindet sich in einer Linie.
2. Das gestreckte Bein nach oben anheben und kontrolliert absenken, ohne die Fußspitze aufzusetzen.

1
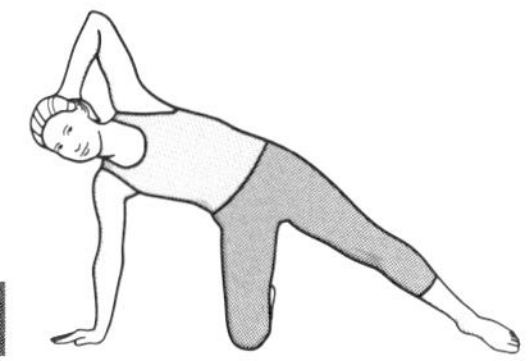

2
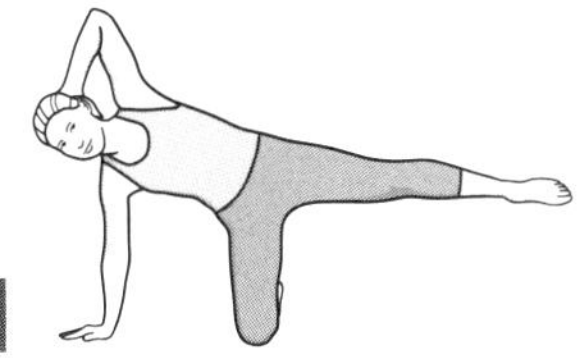

Seitstütz mit Beinschere

1. Im Seitstütz die Beine übereinanderlegen und auf dem Unterarm abstützen. Der Ellbogen befindet sich direkt unter dem Schultergelenk. Den freien Arm in die Hüfte stützen. Den Rumpf auf Spannung halten, sodass sich das Becken auf einer Höhe zwischen Oberschenkeln und Oberkörper befindet. Das obere Bein gestreckt anheben, sodass es sich parallel zum Boden befindet. Das angehobene Bein in einer fließenden Bewegung nach vorn bewegen.
2. Das Bein nach hinten bewegen.

1
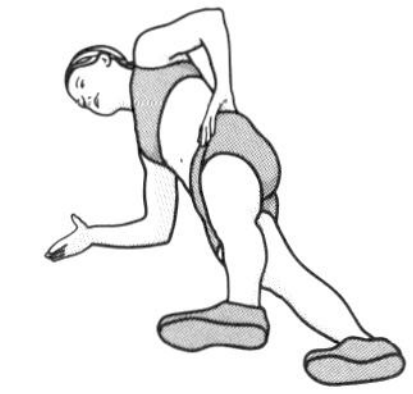

2
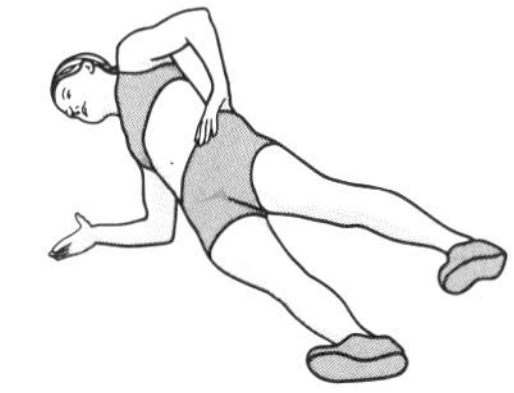

Krabbe mit wechselseitigem Arm- und Beinheben

1. Auf den Boden setzen und die Füße nah am Gesäß aufstellen, die Hände hinter dem Gesäß platzieren. Die Fingerspitzen zeigen zum Körper. Das Gesäß anheben.
2. Ein Bein nach vorn oben strecken. Den gegenüberliegenden Arm lösen und mit den Fingerspitzen die Fußspitze berühren. Hand und Fuß absetzen und die Seiten wechseln.

1
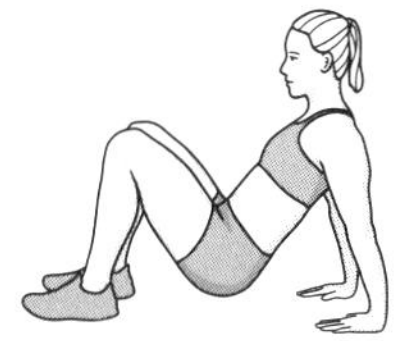

2
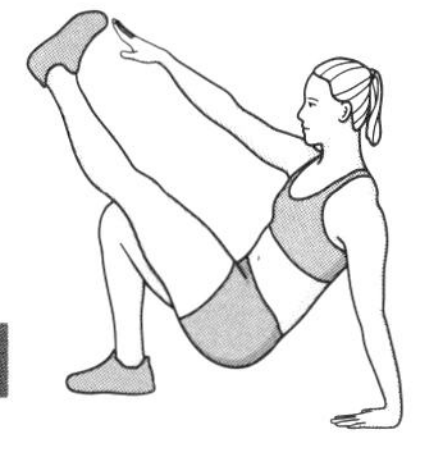

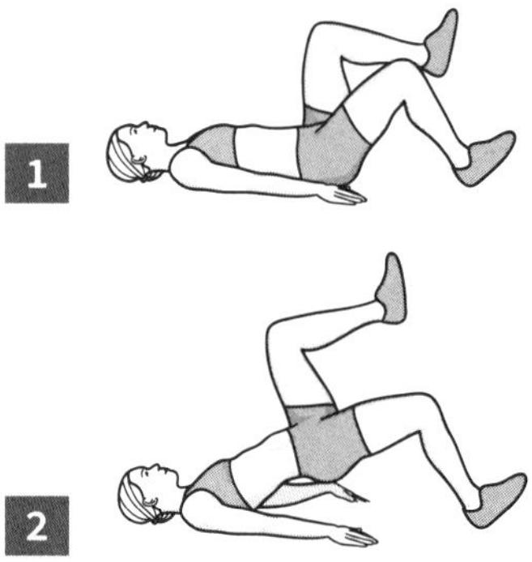

Einbeinige Brücke

1. In der Rückenlage die Ferse eines Fußes aufsetzen, sodass das Knie einen rechten Winkel zwischen Ober- und Unterschenkel bildet. Das gegenüberliegende Bein angewinkelt nach oben anheben, sodass der Oberschenkel senkrecht nach oben zeigt. Die Arme seitlich am Körper ablegen, die Handflächen auf den Boden legen.
2. Das Becken so weit wie möglich nach oben anheben. Danach wieder bis kurz vor Bodenkontakt absenken.

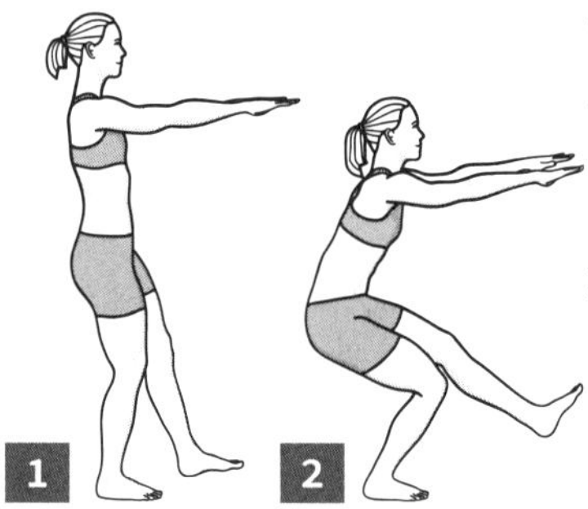

Einbeinige Kniebeuge

1. Im Einbeinstand die Arme auf Schulterhöhe nach vorn in die Waagerechte strecken. Das Gewicht auf ein Bein verlagern und den Fuß des anderen Beins vom Boden abheben.
2. Knie und Hüfte des Standbeins gleichzeitig beugen und das Gesäß absenken. Das Bein auf der anderen Seite gestreckt halten. Das Knie des Standbeins befindet sich während der Bewegungsausführung maximal in einer Linie oberhalb der Fußspitze oder dahinter.

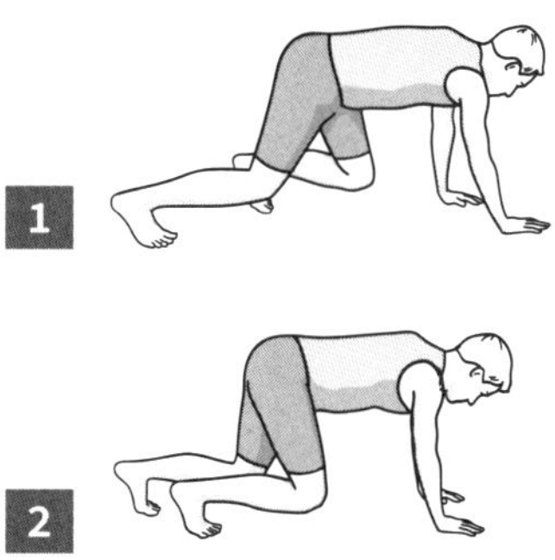

Krabbeln

1. Im Vierfüßlerstand die Hände direkt unter den Schultern und die Knie unter den Hüften platzieren. Die Fußspitzen aufstellen und die Knie knapp vom Boden anheben. Die rechte Hand und den linken Fuß zeitgleich einen Schritt nach vorn setzen.
2. Den nächsten Schritt zeitgleich mit der linken Hand und dem rechten Fuß nach vorn ausführen. Auf diese Weise weiter im Wechsel nach vorn bewegen.

Übungen mit dem Gymnastikball

Knien auf dem Gymnastikball

1. Auf dem Gymnastikball in den Vierfüßlerstand kommen. Dafür die Hände auf dem Ball platzieren und das Gewicht darauf verlagern. Dann ein Knie nach dem anderen auf dem Ball absetzen und in den Vierfüßlerstand kommen.
2. Im Vierfüßlerstand die Balance halten.

1
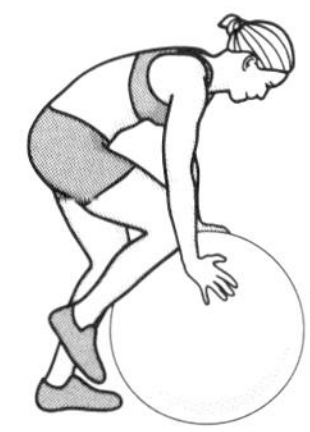

2
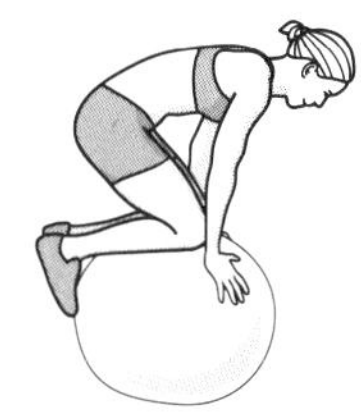

Knien auf dem Gymnastikball mit Armheben

1. Auf dem Gymnastikball in den Vierfüßlerstand kommen. Dafür die Hände auf dem Ball platzieren und das Gewicht darauf verlagern. Dann ein Knie nach dem anderen auf dem Ball absetzen. Im Vierfüßlerstand die Balance halten.
2. Abwechselnd den rechten und den linken Arm gestreckt nach vorn in Verlängerung der Wirbelsäule anheben und die Position jeweils 5 Sekunden halten.

1
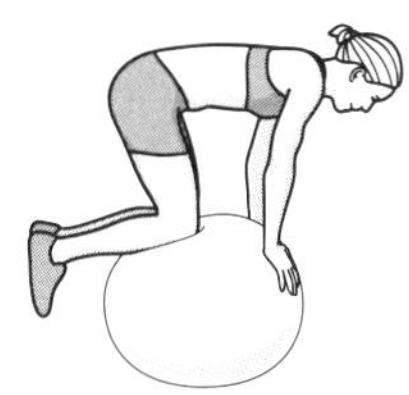

2
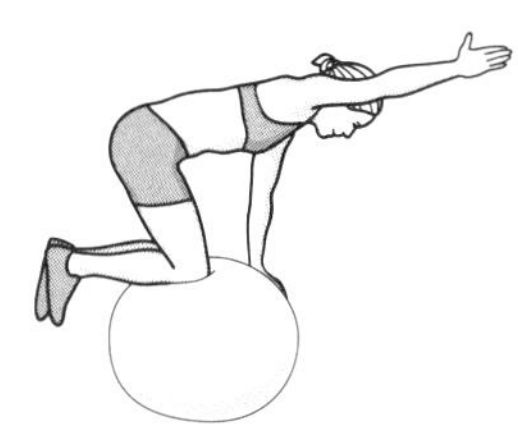

Knien auf dem Gymnastikball mit Beinheben

1. Auf dem Gymnastikball in den Vierfüßlerstand kommen. Dafür die Hände auf dem Ball platzieren und das Gewicht darauf verlagern. Dann ein Knie nach dem anderen auf dem Ball absetzen. Im Vierfüßlerstand die Balance halten.
2. Abwechselnd das rechte und das linke Bein nach hinten strecken und die Position jeweils 5 Sekunden halten.

1
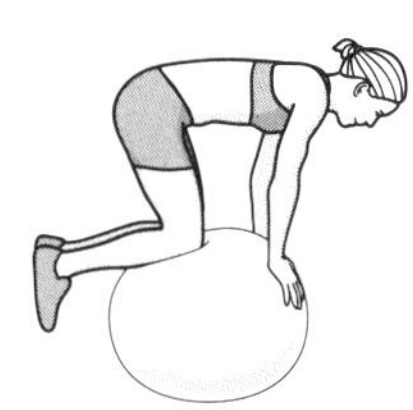

2
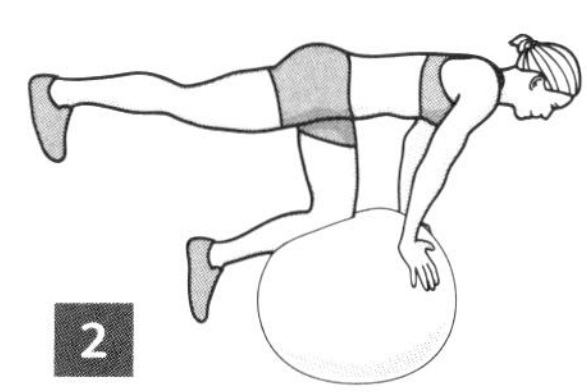

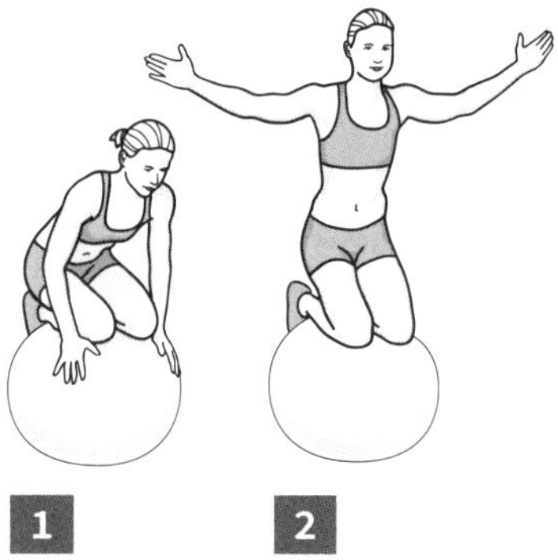

Kniestand auf dem Gymnastikball

1. Mit beiden Händen auf den Gymnastikball stützen, dann ein Knie nach dem anderen zwischen den Händen platzieren und in den Fersensitz auf den Ball kommen. Die Balance halten.
2. Die Hände vom Ball lösen und den Oberkörper langsam aufrichten. Die Arme zu den Seiten ausstrecken und die Position mit den Armen ausbalancieren.

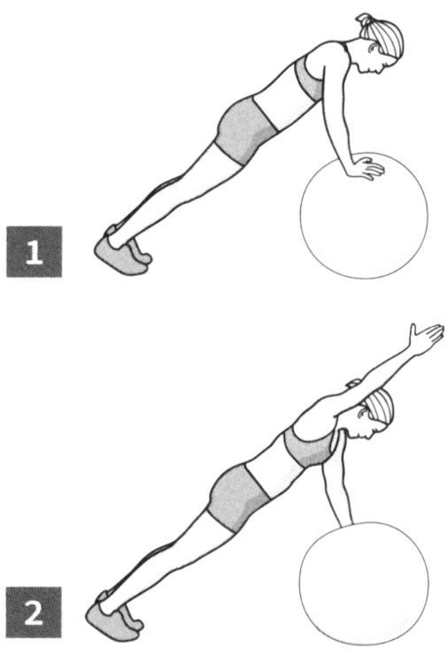

Erhöhter Stütz auf dem Gymnastikball mit Armheben

1. Mit beiden Händen auf dem Gymnastikball abstützen. Die Hände dabei direkt unter den Schultern platzieren. Sprung-, Knie-, Hüft- und Schultergelenk befinden sich in einer Linie.
2. Abwechselnd den rechten und den linken Arm gestreckt über den Kopf anheben und die Position jeweils 5 Sekunden halten.

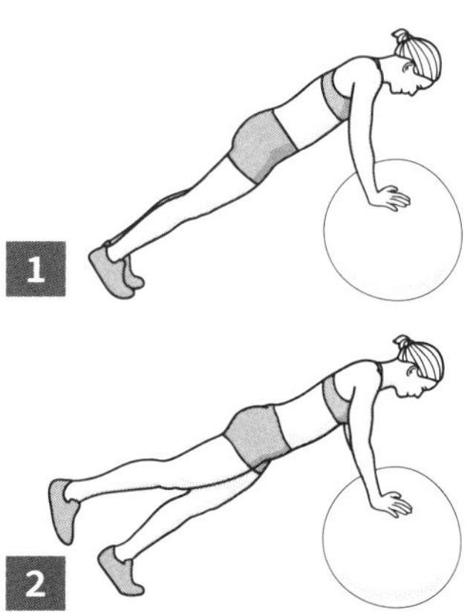

Erhöhter Stütz auf dem Gymnastikball mit Beinheben

1. Mit beiden Händen auf dem Gymnastikball abstützen. Die Hände dabei direkt unter den Schultern platzieren. Sprung-, Knie-, Hüft- und Schultergelenk befinden sich in einer Linie.
2. Abwechselnd das rechte und das linke Bein anheben und die Position jeweils 5 Sekunden halten.

Beckenheben auf dem Gymnastikball

1. In der Rückenlage beide Fersen auf dem Gymnastikball absetzen. Die Beine sind gestreckt. Die Arme liegen seitlich am Körper mit den Handflächen nach unten.
2. Das Becken anheben und dabei die Arme kraftvoll in den Boden drücken. Sprung-, Knie- und Hüftgelenk befinden sich in einer Linie. Das Becken bis knapp über dem Boden absenken, ohne abzulegen, und wiederholen.

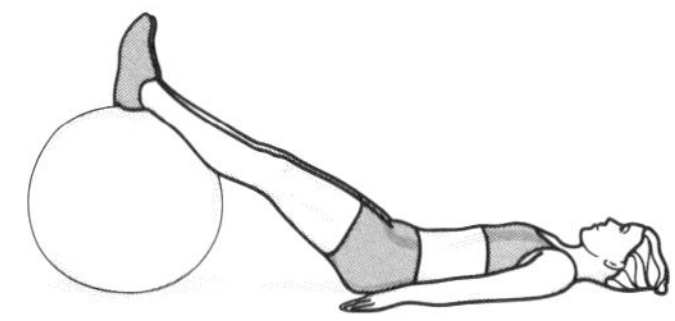

1

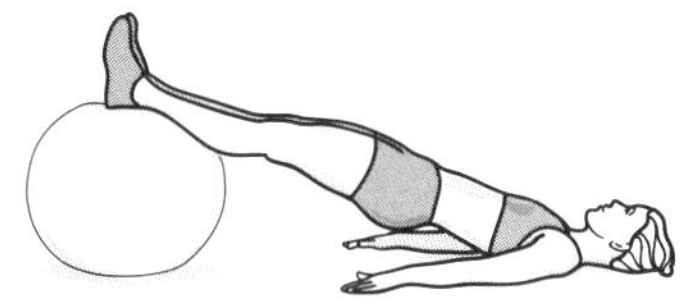

2

Liegestütz mit Gymnastikball und Box

1. Mit schulterbreit geöffneten Händen auf einer stabilen Box abstützen und die Fußspitzen auf dem Gymnastikball platzieren. Die Füße sind geschlossen. Den Körper anspannen und in einer Linie strecken.
2. Die Ellbogen beugen und den Körper möglichst weit absenken. Die Oberarme bleiben dabei eng am Körper. Dann wieder nach oben drücken. Sprung-, Knie-, Hüft- und Schultergelenk bleiben während der Bewegungsausführung in einer Linie.

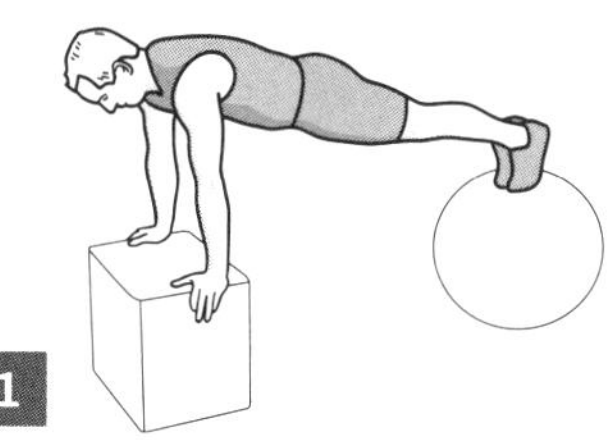

1

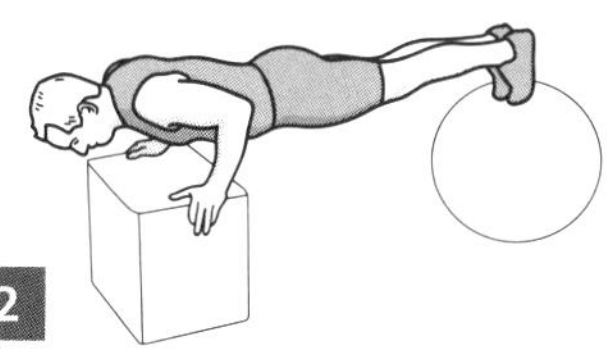

2

Liegestütz mit Gymnastikball und kleinem Ball

1. Aus dem Vierfüßlerstand die Fußspitzen auf dem hinter den Füßen positionierten Gymnastikball aufsetzen Und in die Stützposition kommen. Dann eine Hand auf dem bereitgelegten kleinen Ball abstützen und die Balance halten.
2. Die Ellbogen beugen und den Körper möglichst weit absenken. Die Oberarme bleiben dabei eng am Körper. Danach wieder nach oben drücken. Sprung-, Knie-, Hüft- und Schultergelenk bleiben während der Bewegungsausführung in einer Linie. Anschließend den Ball auf die andere Seite rollen und mit der anderen Hand auf dem Ball die Übung wiederholen.

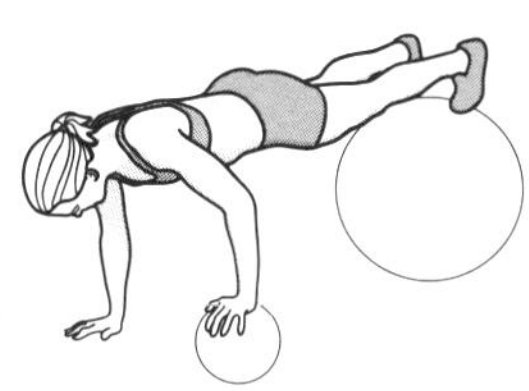

1

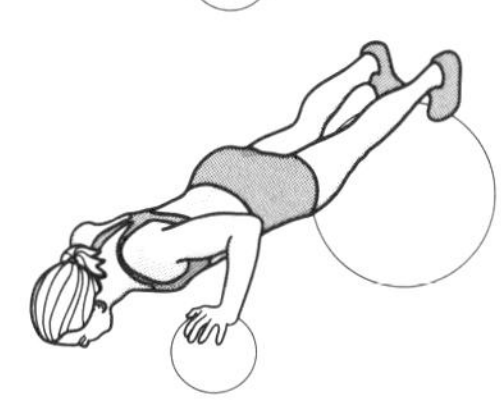

2

Koordination und sanfte Kraft

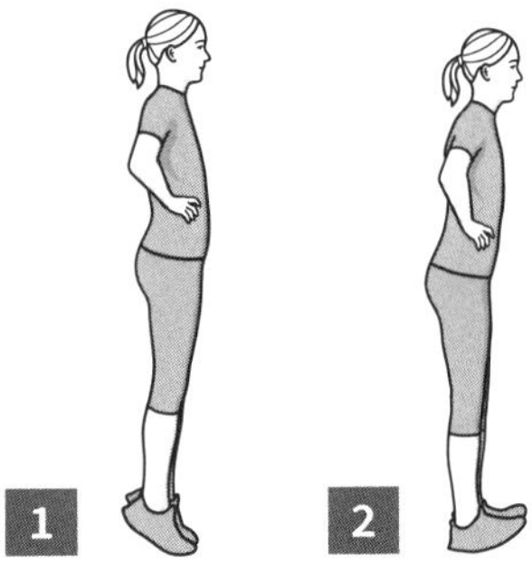

Zehen-Fersen-Stand

1. Im aufrechten, hüftbreiten Stand die Hände an die Hüften legen. Das Köpergewicht auf die Fußballen verlagern und die Fersen anheben.
2. Die Fersen absetzen, das Körpergewicht auf die Fersen verlagern und dabei die Fußspitzen anheben.

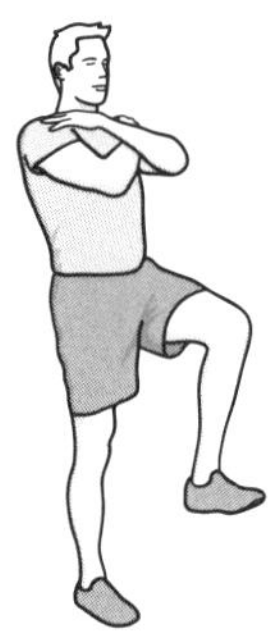

Knieheben im Stand

Im hüftbreiten Stand die Arme vor dem Körper kreuzen und die Hände auf den Schultern platzieren. Ein Knie so weit wie möglich nach oben ziehen und die Position halten. Aufrecht und stabil bleiben.

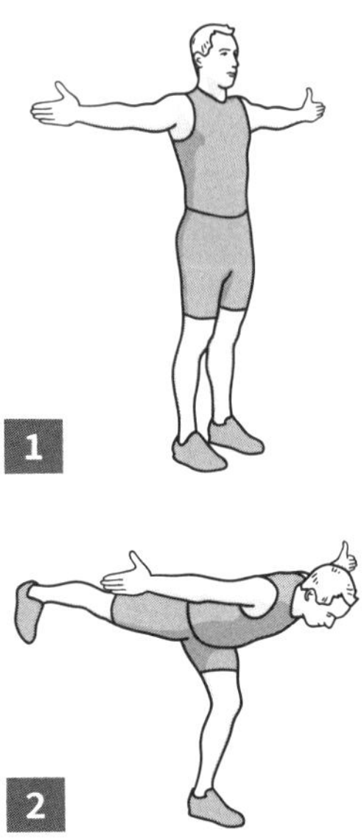

Standwaage mit zur Seite gestreckten Armen

1. Im aufrechten, hüftbreiten Stand das Gewicht auf beiden Füßen gleichmäßig verteilen. Die Wirbelsäule strecken. Das Brustbein anheben und die Schulterblätter sanft nach hinten unten rollen. Den Kopf mittig ausbalancieren. Die Arme zu beiden Seiten strecken.
2. Ein Bein gestreckt nach hinten oben anheben, gleichzeitig den gestreckten Oberkörper aus der Hüfte nach vorn neigen und in die Waagerechte kommen. Das angehobene Bein und der Oberkörper sind parallel zum Boden ausgerichtet und bilden zusammen eine gerade Linie. Die Arme bleiben seitlich ausgestreckt. Beide Hüftknochen sind parallel ausgerichtet und zeigen zum Boden.

Standwaage mit nach vorn gestreckten Armen

1. Im aufrechten, hüftbreiten Stand das Gewicht auf beiden Füßen gleichmäßig verteilen. Die Wirbelsäule strecken. Das Brustbein anheben und die Schulterblätter sanft nach hinten unten rollen. Den Kopf mittig ausbalancieren. Die Arme nach oben über den Kopf strecken.
2. Ein Bein gestreckt nach hinten oben anheben, gleichzeitig den gestreckten Oberkörper aus der Hüfte nach vorn neigen und in die Waagerechte kommen. Das angehobene Bein, der Oberkörper und die Arme sind parallel zum Boden ausgerichtet und bilden zusammen eine gerade Linie. Beide Hüftknochen zeigen zum Boden.

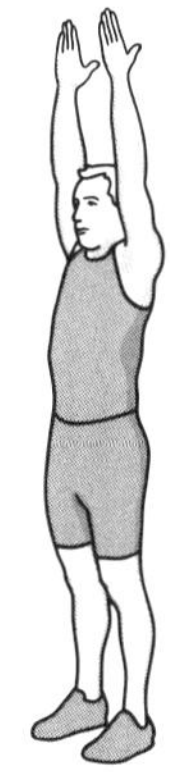

1

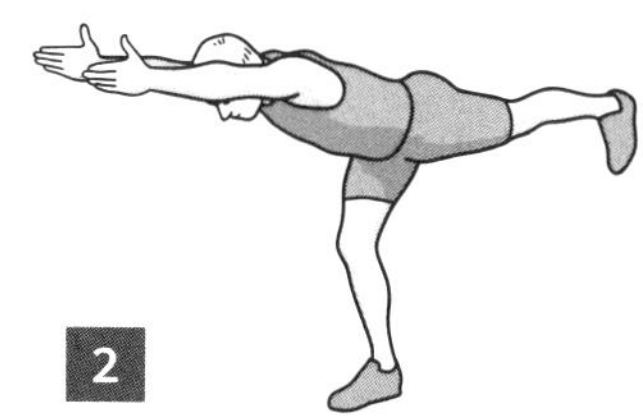

2

Diagonales Knie-Arm-Zusammenführen im Stand

1. Im aufrechten Stand ein Bein und den entgegengesetzten Arm diagonal zur Seite strecken. Sie bilden zusammen eine gerade Linie.
2. Das Knie des zur Seite gestreckten Beins und den Ellbogen des angehobenen Arms vor dem Körper zusammenführen, sodass sich beide kurz berühren. Der Oberkörper bleibt dabei aufrecht. Anschließend wieder strecken.

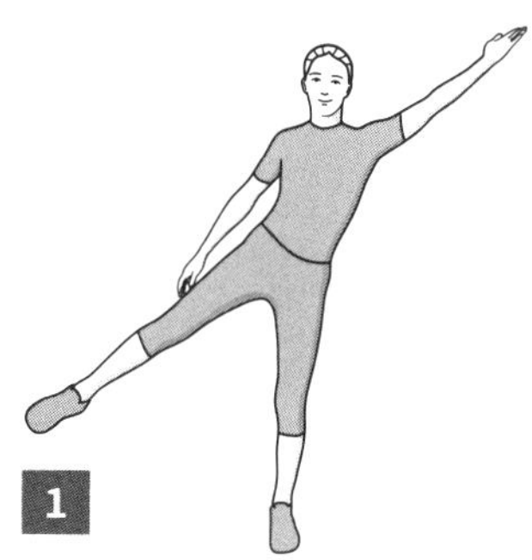

1

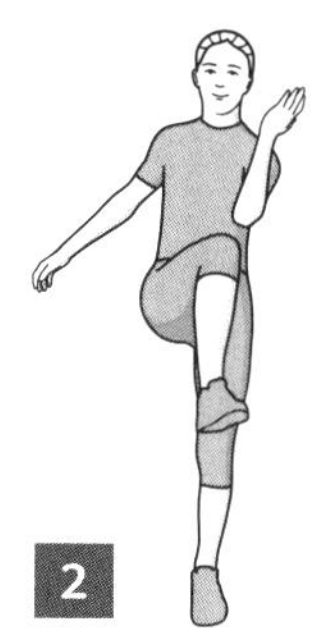

2

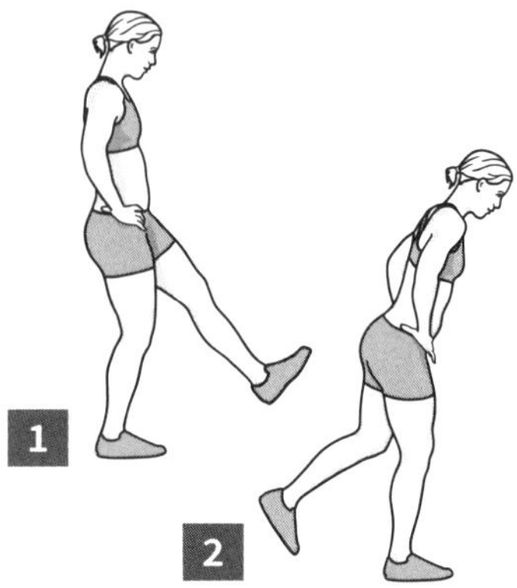

Beinschwingen

1. Im aufrechten, hüftbreiten Stand die Hände in den Hüften abstützen oder zum besseren Ausbalancieren zur Seite strecken. Ein Bein nach vorn anheben.
2. Das Bein nach hinten schwingen und über den gleichen Weg wieder zurück nach vorn. Das Standbein und der Oberkörper bleiben gestreckt und stabil. Das Bein locker vor und zurück schwingen. Den Schwungradius mit jeder Wiederholung vergrößern. Danach die Seite wechseln und das andere Bein schwingen.

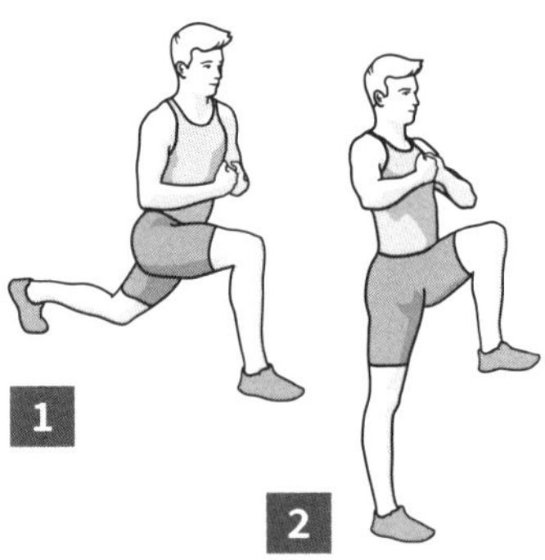

Ausfallschritt mit Knieheben

1. Im aufrechten Stand einen Ausfallschritt nach vorn ausführen. Das hintere Knie bis kurz vor Bodenkontakt absenken. Das vordere Knie bleibt über dem Mittelfuß ausgerichtet. Die Hände vor dem Körper zusammenhalten oder zum Ausbalancieren zu den Seiten strecken.
2. Das vordere Bein fest in den Boden drücken, das Gewicht nach vorn verlagern, das Bein strecken und gleichzeitig das Knie des hinteren Beins nach vorn oben ziehen. Den Oberkörper dabei aufrichten. Mit dem angehobenen Bein nach vorn in den nächsten Ausfallschritt steigen. Die Ausfallschritte im Wechsel ausführen und auf diese Weise durch den Raum bewegen.

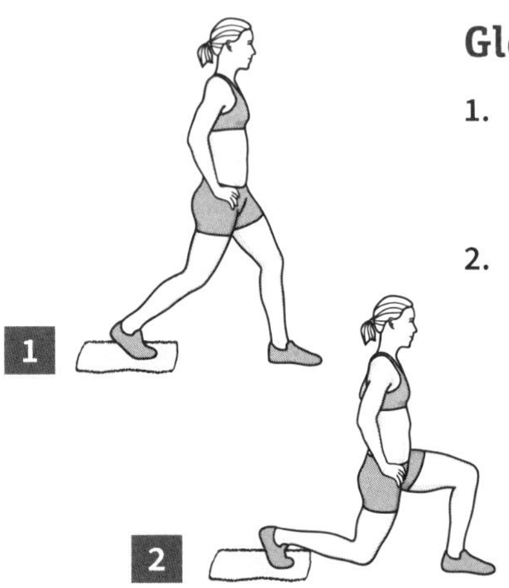

Gleitender Ausfallschritt

1. Im Ausfallschritt die Fußspitze des hinteren Fußes auf einem Handtuch platzieren. Beide Fußspitzen zeigen nach vorn. Die Hände locker in den Hüften abstützen.
2. Das hintere Knie bis kurz vor Bodenkontakt absenken. Dabei gleitet der hintere Fuß auf dem Handtuch weiter nach hinten. Das vordere Knie bleibt über dem Mittelfuß ausgerichtet. Danach wieder zurück in die Ausgangsposition aufrichten.

Sprungkraftübungen

Einbeiniger Sprung

1. Im Einbeinstand das Standbein leicht beugen und den Oberkörper etwas nach vorn neigen. Explosiv aus dem Standbein abdrücken und hochspringen.
2. Mit dem Sprung auf dem gleichen Bein landen.

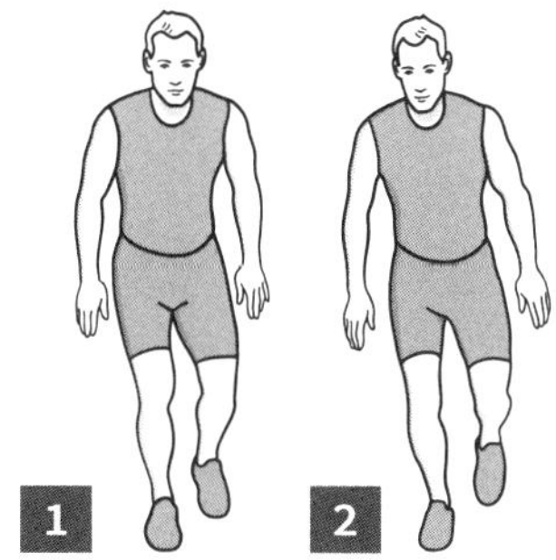

Wechselsprung

1. Im Einbeinstand das Standbein leicht beugen und den Oberkörper etwas nach vorn neigen.
2. Explosiv aus dem Standbein abdrücken und hochspringen.
3. Mit dem Sprung auf dem anderen Bein landen.

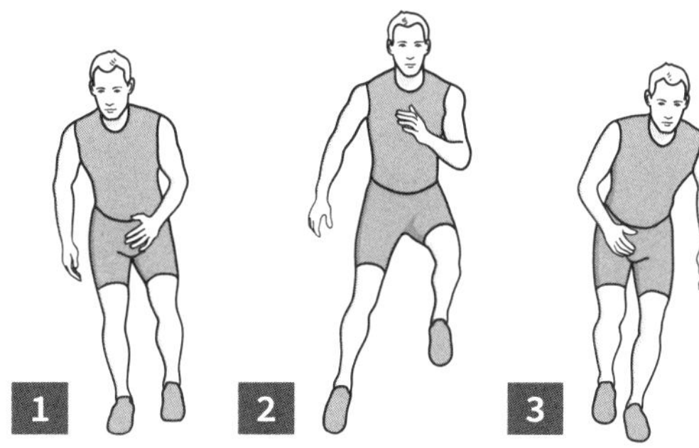

Ausfallschrittsprung

1. Im tiefen Ausfallschritt beginnen, das hintere Knie befindet sich knapp über dem Boden. Beide Fußspitzen zeigen nach vorn. Die Ferse des hinteren Fußes ist angehoben.
2. Mit einem Sprung nach oben die Position der Füße wechseln.
3. Dann wieder im tiefen Ausfallschritt landen. Jetzt ist das andere Bein vorn. Die Sprünge im Wechsel ausführen. Das vordere Knie befindet sich jeweils maximal auf Höhe der Fußspitze des vorderen Fußes oder dahinter.

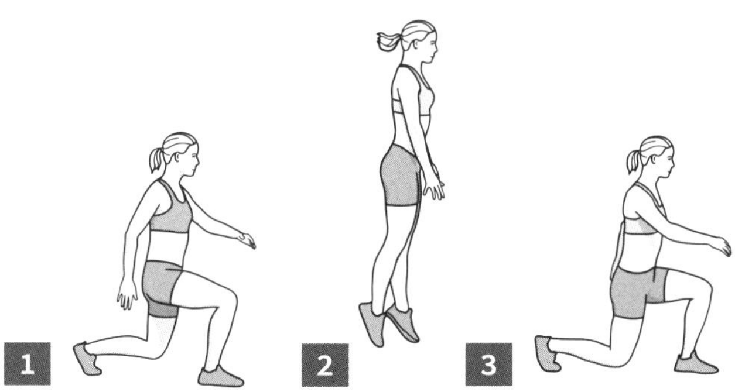

Boxsprung beidbeinig

1. Vor einer stabilen Box mit etwas Abstand schulterbreit aufstellen. Die Fußspitzen zeigen nach vorn zur Box. Die Arme seitlich der Hüften nach hinten führen. Die Knie leicht beugen und den Oberkörper etwas nach vorn neigen.
2. Explosiv die Arme nach vorn oben reißen und mithilfe dieses Schwungs vom Boden abspringen.
3. Auf der Box landen. Die Landung durch das Beugen der Knie sanft abfedern. Die Arme wieder neben die Hüften führen. Danach von der Box absteigen und zum nächsten Sprung ansetzen.

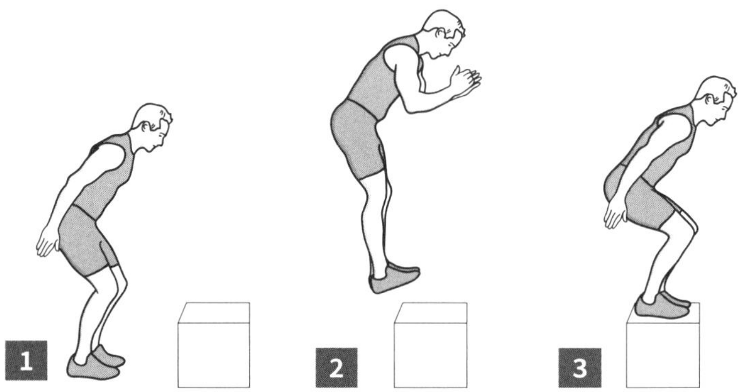

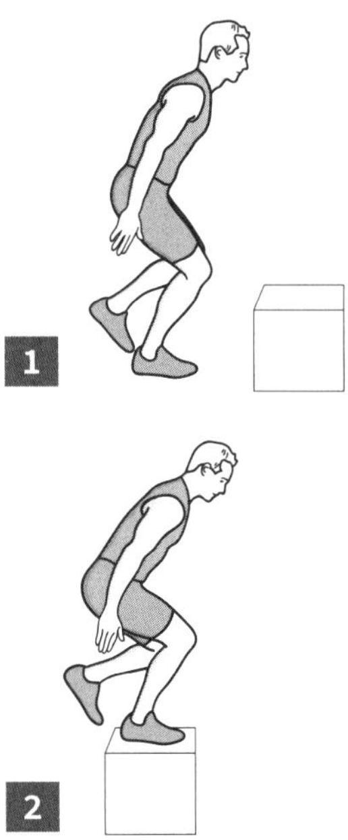

Boxsprung einbeinig

1. Vor einer stabilen Box mit etwas Abstand aufstellen. Einen Fuß vom Boden abheben. Die Arme seitlich der Hüften nach hinten führen. Die Knie leicht beugen.
2. Explosiv die Arme nach vorn oben reißen und mithilfe dieses Schwungs vom Standbein abdrücken und nach oben auf die Box springen. Mit dem gleichen Bein oben landen. Die Landung durch das Beugen des Standbeinknies sanft abfedern. Die Arme wieder seitlich der Hüften nach hinten führen. Danach von der Box absteigen und zum nächsten Sprung ansetzen.

Übungen auf dem Balance Pad

Fersenheben

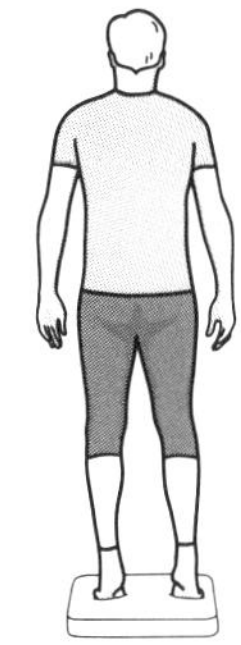

Einen aufrechten, hüftbreiten Stand auf einem Balance Pad einnehmen. Wahlweise die Hände seitlich am Becken stützen. Die Fersen anheben. Dabei den Körper aufrecht halten. Die Position 5 Sekunden halten, die Fersen absenken und wiederholen.

Einbeiniges Fersenheben

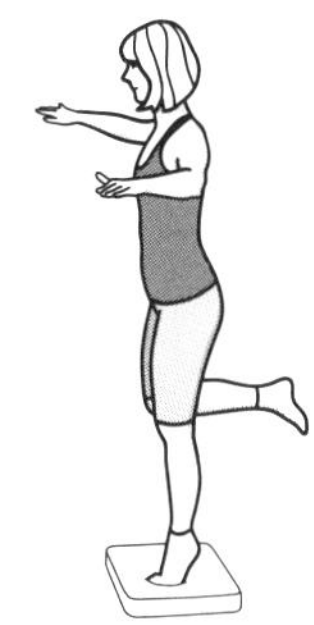

Mit einem Bein mittig auf das Balance Pad stellen. Die Arme zum Ausbalancieren seitlich anheben. Das Spielbein nach hinten anwinkeln. Die Ferse des Standbeins langsam anheben. Am höchsten Punkt 5 Sekunden halten, die Ferse absenken und wiederholen.

Einbeinstand

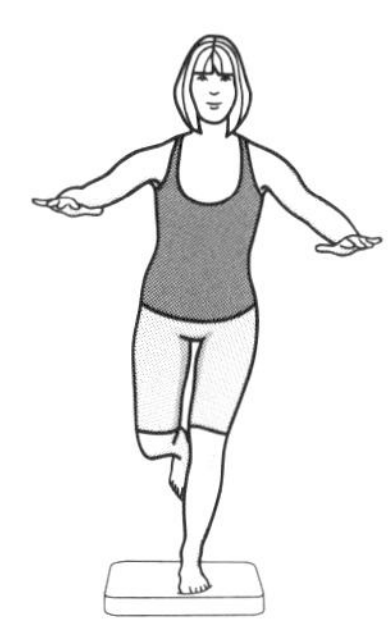

Mit einem Bein mittig auf das Balance Pad stellen. Das Standbein leicht beugen. Das Spielbein nach hinten anwinkeln. Die Arme zum Ausbalancieren seitlich anheben.

Tipp: Wer das Gleichgewicht weiter herausfordern möchte, kann die Position des Spielbeins verändern. Dafür das Bein beispielsweise in einer fließenden Bewegung nach vorn, zur Seite und nach hinten bewegen.

Übungen mit dem Bosu-Ball

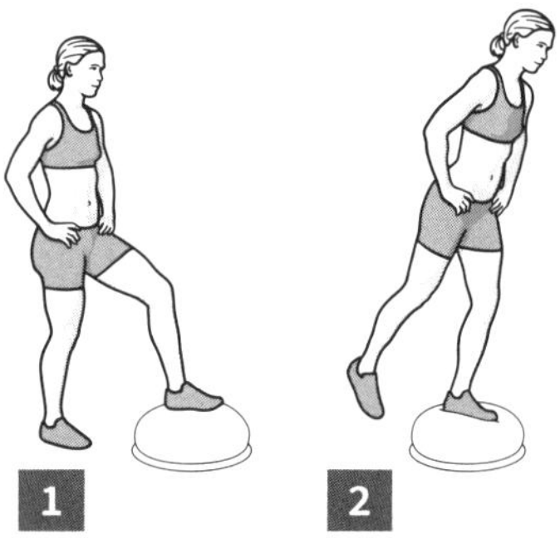

Lift-up auf dem Bosu-Ball

1. Aufrecht vor den Bosu-Ball stellen und einen Fuß mittig darauf platzieren.
2. Das Körpergewicht auf den auf dem Bosu-Ball platzierten Fuß verlagern. Kraftvoll nach oben drücken und den anderen Fuß vom Boden lösen. Die Position 5 Sekunden halten, absetzen und mit dem gleichen Bein wiederholen.

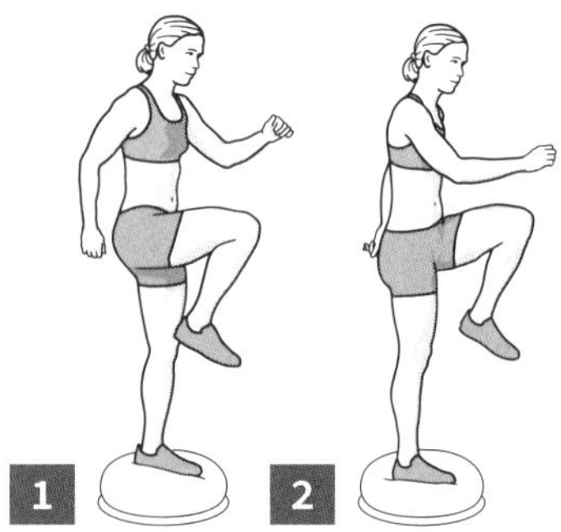

Marschieren auf dem Bosu-Ball

1. Aufrecht mit hüftbreit geöffneten Füßen auf den Bosu-Ball stellen. Ein Bein und den gegenüberliegenden Arm anheben und vor dem Körper zusammenführen.
2. Im fließenden Wechsel auf die andere Seite wechseln und in einer dynamischen Marschbewegung bleiben.

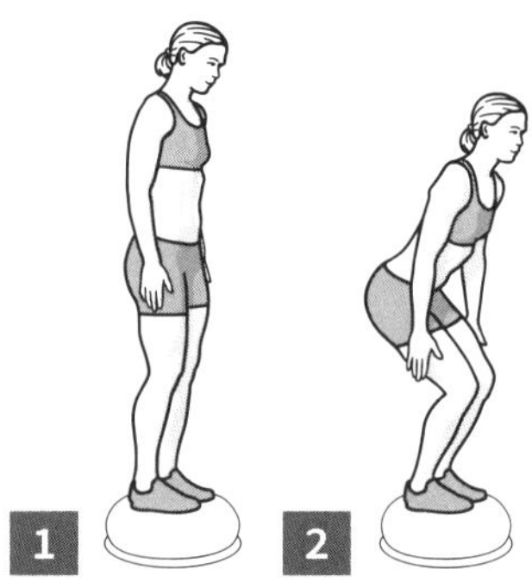

Kniebeuge auf dem Bosu-Ball

1. Mit hüftbreit geöffneten Füßen auf den Bosu-Ball stellen. Die Fußspitzen zeigen nach vorn.
2. Die Knie beugen und das Gesäß nach hinten unten schieben. Die Knie bleiben dabei über dem Mittelfuß und der Rücken gestreckt. Danach wieder in den Stand aufrichten.

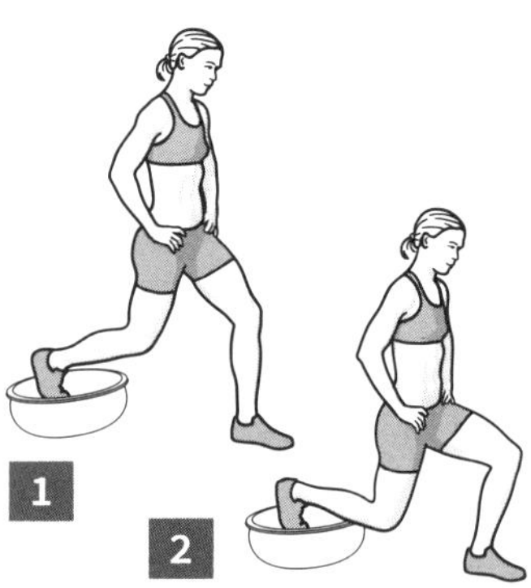

Ausfallschritt mit dem Bosu-Ball

1. Vor den Bosu-Ball stellen. Einen Fuß nach hinten mit den Zehen auf der flachen Fläche des Bosu-Balls platzieren. Beide Knie leicht beugen. Der Oberkörper bleibt aufrecht. Die Hände an die Hüften legen.
2. Das hintere Knie bis kurz vor Bodenkontakt absenken. Das vordere Knie bleibt über dem Mittelfuß ausgerichtet und der Oberkörper aufrecht.

Tipp: Der Bosu-Ball kann auch mit der runden Fläche nach oben eingesetzt werden.

Seitlicher Ausfallschritt mit dem Bosu-Ball

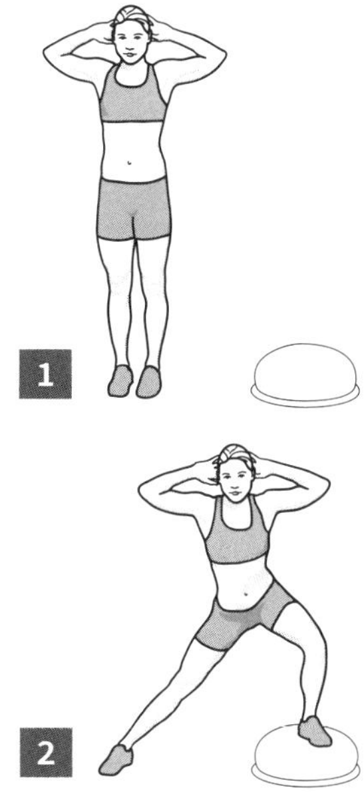

1. Mit hüftbreit geöffneten Füßen seitlich neben den Bosu-Ball stellen. Die Hände am Hinterkopf anlegen.
2. Einen großen Schritt zur Seite ausführen und dabei den Fuß mittig auf dem Bosu-Ball platzieren. Das Knie des zur Seite gesetzten Beins beugen und das Gesäß nach hinten schieben. Der Körperschwerpunkt befindet sich auf dieser Seite. Der Rücken bleibt gestreckt. Danach wieder zurück in die Ausgangsposition aufrichten und zur gleichen Seite wiederholen.

Oberkörperheben in Bauchlage auf dem Bosu-Ball

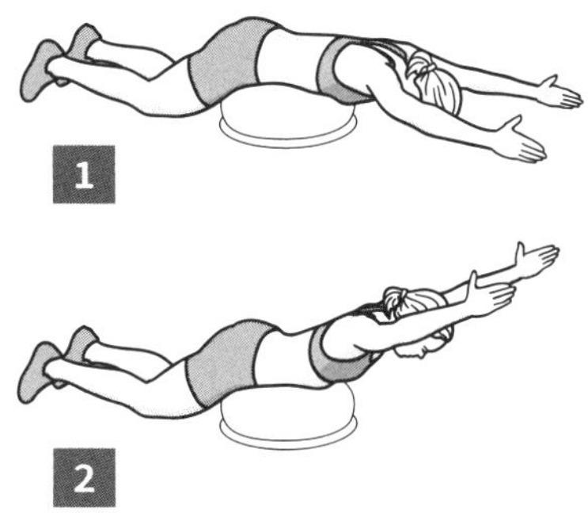

1. Mit dem Bauch so auf den Bosu-Ball legen, dass die Knie auf dem Boden abgelegt werden können. Die Fußspitzen aufstellen. Die Arme nach vorn über den Kopf strecken. Die Daumen zeigen nach oben. Den Oberkörper strecken, sodass er von den Hüften bis zu den Fingerspitzen in einer Linie ist. Den Blick zum Boden richten.
2. Die Gesäßmuskulatur aktivieren und den Oberkörper anheben und wieder absenken. Die Fußspitzen und die Knie behalten den Kontakt zum Boden bei.

Superman auf dem Bosu-Ball

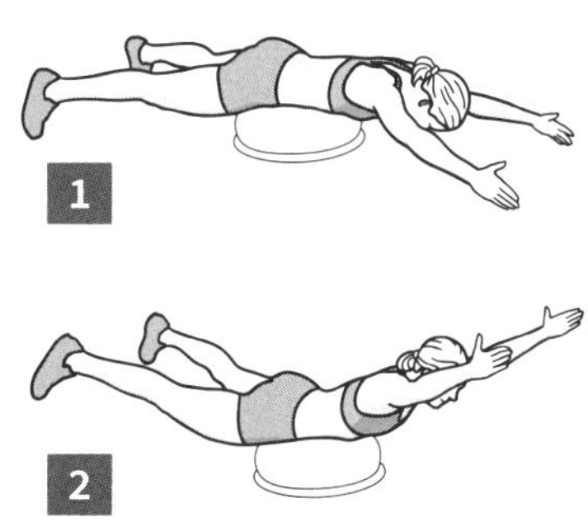

1. Mit dem Bauch so auf den Bosu-Ball legen, dass die Knie auf dem Boden abgelegt werden können. Die Fußspitzen aufstellen. Die Arme nach vorn über den Kopf strecken. Die Daumen zeigen nach oben. Den Oberkörper strecken, sodass er von den Hüften bis zu den Fingerspitzen in einer Linie ist. Den Blick zum Boden richten.
2. Die Gesäßmuskulatur aktivieren. Gleichzeitig den Oberkörper und die Beine anheben und in die Länge ziehen. Ausbalancieren.

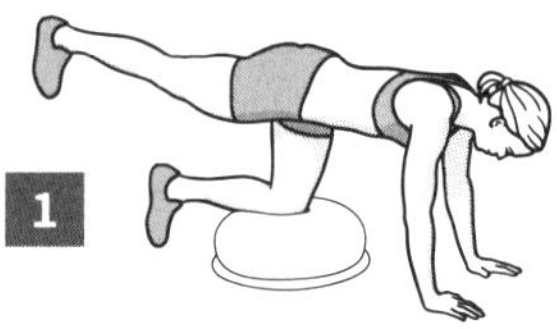

1

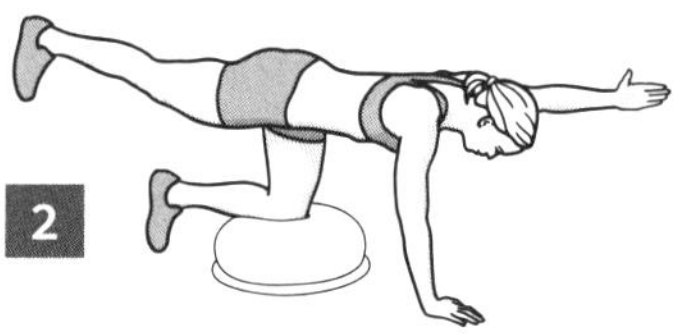

2

Vierfüßlerstand mit Arm- und Beinheben auf dem Bosu-Ball

1. Im Vierfüßlerstand den Bosu-Ball unter den Knien platzieren. Die Hände unterhalb der Schultern auf dem Boden aufsetzen. Ein Bein nach hinten strecken.
2. Den gegenüberliegenden Arm nach vorn strecken, sodass sich nur noch ein Knie auf dem Bosu-Ball und eine Hand auf dem Boden befindet. Langsam und fließend Knie und Hand absenken. Das Knie dabei beugen. Den Oberkörper stabil halten. Die Seite wechseln.

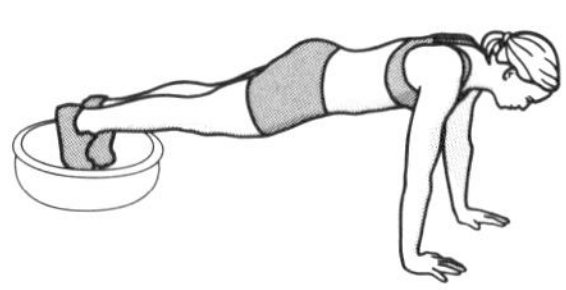

Stütz mit Füßen auf dem Bosu-Ball

In der Liegestützposition die Fußspitzen mittig auf der flachen Seite des Bosu-Balls platzieren. Das Becken befindet sich in einer Linie zwischen Oberkörper und Oberschenkeln. Die Position stabil halten und ausbalancieren.

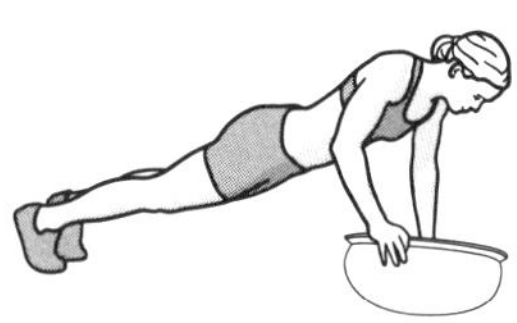

1

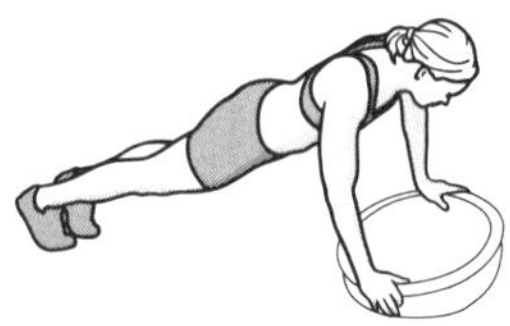

2

Bosu-Ball-Schaukel im Stütz

1. In der Liegestützposition mit den Händen den Rand der flachen Seite des Bosu-Balls greifen und abstützen. Das Becken befindet sich in einer Linie zwischen Oberkörper und Oberschenkeln.
2. Den Bosu-Ball kontrolliert ins seitliche Schaukeln bringen. Den Körperschwerpunkt dabei von einer Seite zur anderen verlagern.

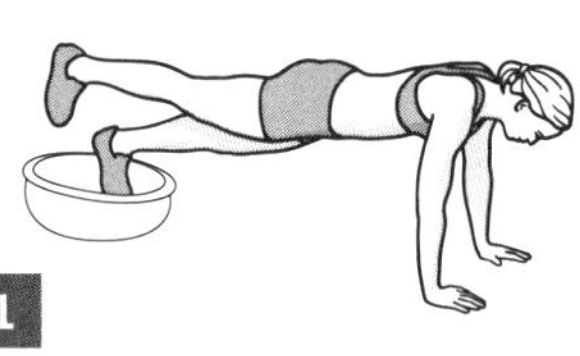

1

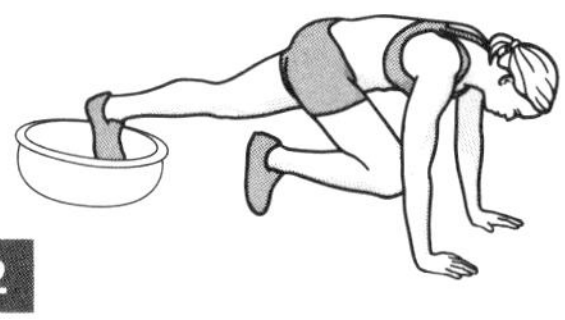

2

Bergsteiger auf dem Bosu-Ball

1. In der Liegestützposition die Fußspitzen mittig auf der flachen Seite des Bosu-Balls platzieren. Die Schultern direkt über den Händen ausrichten. Sprung-, Knie-, Hüft- und Schultergelenk sind in einer Linie. Ein Bein gestreckt nach oben anheben.
2. Das gestreckte Bein beugen und das Knie kontrolliert nach vorn ziehen. Mit dem Knie den Ellbogen berühren. Das Bein, ohne es abzusetzen, wieder nach hinten strecken. Fließend mit der gleichen Seite wiederholen.

Übungen auf dem Balance Board

Liegestütz auf dem Balance Board

1. In der Liegestützposition die Hände schulterbreit geöffnet auf dem Balance Board platzieren. Das Becken befindet sich in einer Linie zwischen Oberkörper und Oberschenkeln.
2. Die Ellbogen beugen und den Körper möglichst weit absenken. Danach wieder nach oben drücken. Sprung-, Knie-, Hüft- und Schultergelenk bleiben während der Bewegungsausführung in einer Linie. Das Balance Board stabil waagerecht halten.

Tipp: Um die Intensität der Übung zu minimieren, die Knie am Boden ablegen.

1
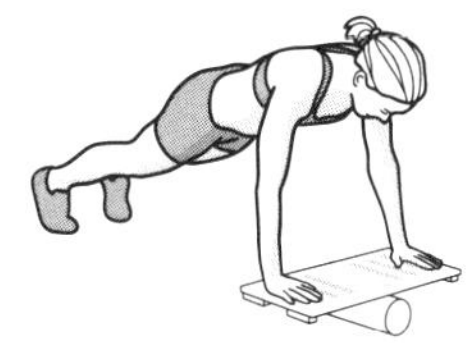

2
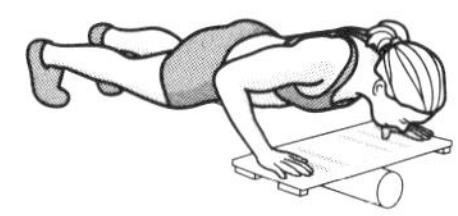

Vierfüßlerstand mit Knieheben auf dem Balance Board

1. Im Vierfüßlerstand die Unterarme auf dem Balance Board platzieren. Die Ellbogen sind direkt unter den Schultern. Die Knie befinden sich ein kleines Stück hinter den Hüften und sind auf dem Boden abgelegt.
2. Die Knie strecken, sodass sich der Körper in einer Linie befindet. Die Knie wieder beugen, ohne sie abzulegen, und wiederholen.

1
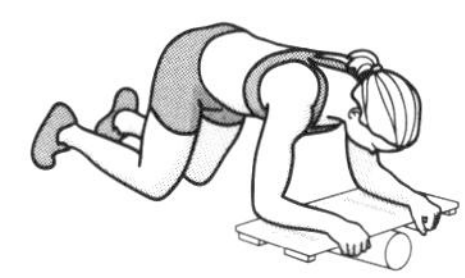

2
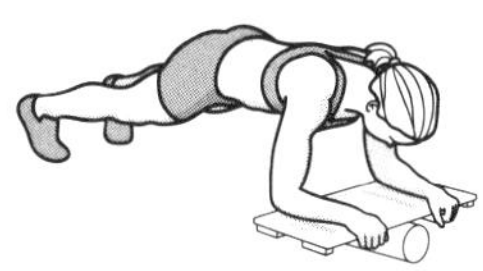

Stütz mit Brettbewegung

1. In der Liegestützposition die Hände auf dem Balance Board platzieren. Das Becken befindet sich in einer Linie zwischen Oberkörper und Oberschenkeln.
2. Das Brett kontrolliert nach rechts und links bewegen. Ruckartige Bewegungen vermeiden und das Brett so ausbalancieren, dass es auf beiden Seiten in der Luft bleibt.

1
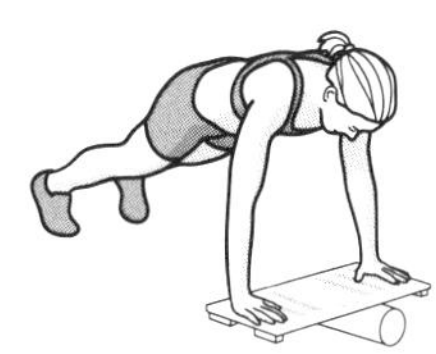

2
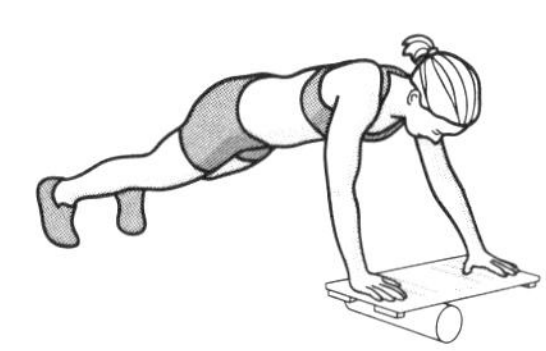

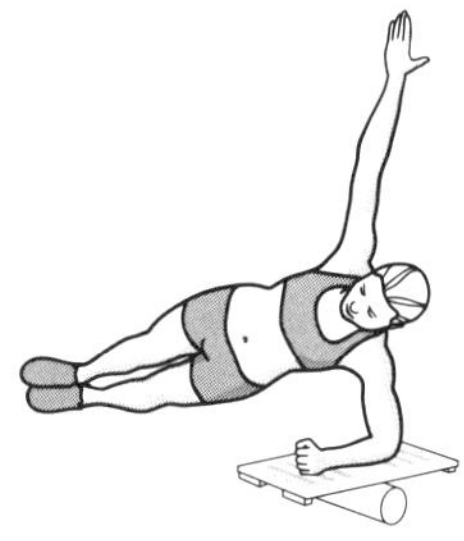

Seitstütz auf dem Balance Board

In einen Seitstütz mit übereinandergelegten Beinen kommen und einen Unterarm auf dem Balance Board platzieren. Der Ellbogen befindet sich direkt unter dem Schultergelenk. Den freien Arm senkrecht nach oben strecken. Den ganzen Körper – besonders den Rumpf – in einer langen Linie auf Spannung halten, sodass sich das Becken auf einer Höhe zwischen Oberschenkeln und Oberkörper befindet. Die Position halten und danach die Seite wechseln.

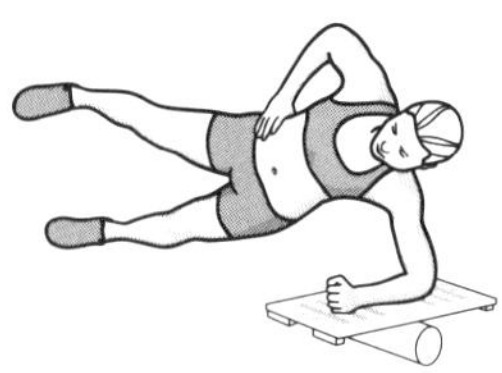

Seitstütz mit Beinheben auf dem Balance Board

In einen Seitstütz mit übereinandergelegten Beinen kommen und einen Unterarm auf dem Balance Board platzieren. Der Ellbogen befindet sich direkt unter dem Schultergelenk. Die freie Hand an die Hüfte legen. Den ganzen Körper – besonders den Rumpf – in einer langen Linie auf Spannung halten, sodass sich das Becken auf einer Höhe zwischen Oberschenkeln und Oberkörper befindet. Im dynamischen Wechsel das obere Bein anheben und absenken. Danach die Seite wechseln.

1
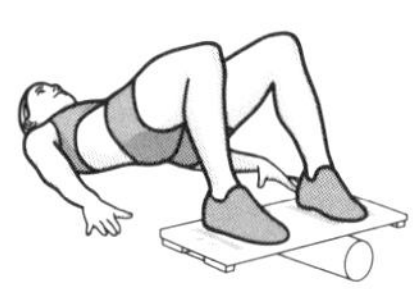

2
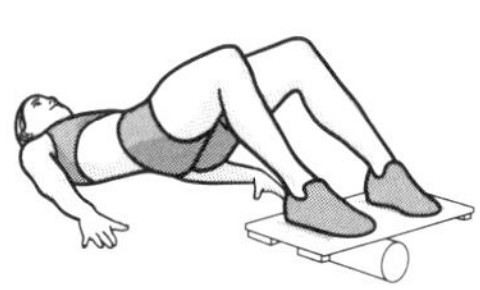

Beckenheben mit Brettbewegung

1. Auf den Rücken legen und die Füße etwa hüftbreit auf dem Balance Board abstellen. Die Knie befinden sich ungefähr in einem 90-Grad-Winkel. Die Arme seitlich am Körper auf dem Boden ablegen.
2. Das Becken durch die Kraft der Gesäßmuskulatur nach oben schieben. Abwechselnd das Gewicht nach links und rechts verlagern, wodurch das Balance Board zu beiden Seiten hin und her kippt. Dabei das Becken in der erhöhten Position halten. Das Balance Board berührt nicht den Boden, sondern bleibt in der Schwebe.

Crunch auf dem Balance Board

1. Auf den Rücken legen und die Fersen etwa hüftbreit auf dem Balance Board aufstellen, sodass sich die Knie ungefähr in einem 90-Grad-Winkel befinden. Die Arme vor der Brust kreuzen. Den Blick zur Decke richten.
2. Den Oberkörper langsam und kontrolliert mit der Kraft der Bauchmuskeln aufrichten. Dabei Wirbel für Wirbel nach oben bis ins Sitzen aufrollen. Kontrolliert wieder ablegen.

1

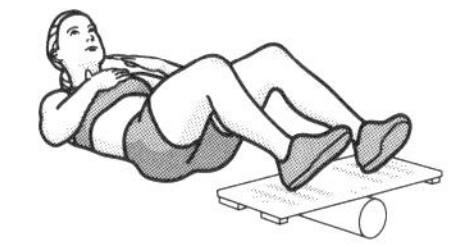

2

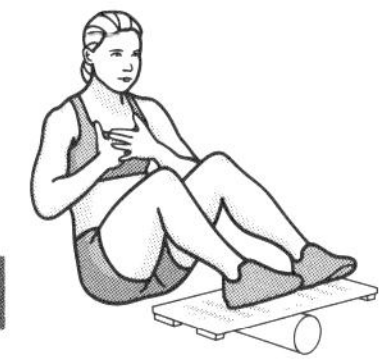

Balancesitz

Mittig auf das Balance Board setzen. Die Füße vom Boden lösen und die Beine leicht anwinkeln. Zum Ausbalancieren den Oberkörper leicht nach hinten neigen und die Arme seitlich anheben. Die Position halten.

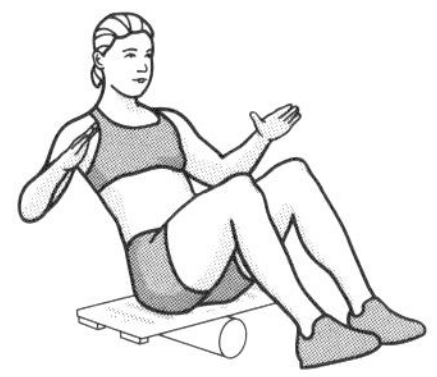

Tipp: Mit dem Gleichgewicht spielen, indem das Gewicht mal nach rechts, mal nach links verlagert wird. Die Beine nach vorn strecken und wieder heranziehen, um die Rumpfmuskulatur mehr herauszufordern.

Übungen aus dem Yoga und Pilates

1
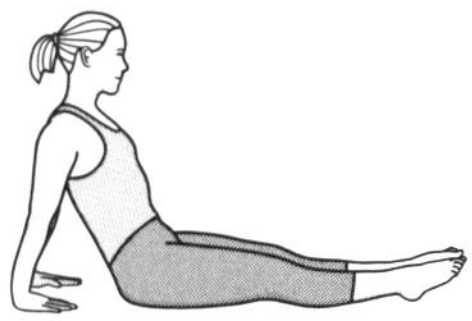

2
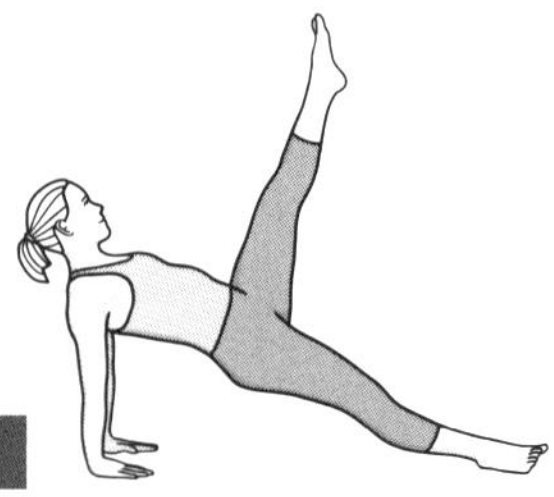

Umgedrehte Planke mit Beinheben

1. Den Langsitz mit gestreckten Beinen und Füßen einnehmen. Die Hände hinter dem Gesäß platzieren. Die Fingerspitzen zeigen zum Körper. Die Wirbelsäule ist gestreckt.
2. Gleichzeitig das Becken nach oben schieben und ein Bein anheben. Anschließend wieder absetzen und mit der anderen Seite wiederholen.

1
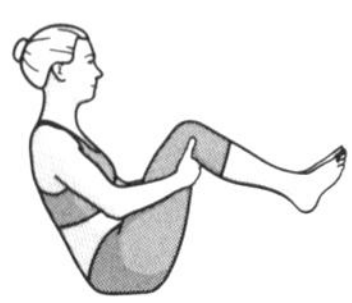

2
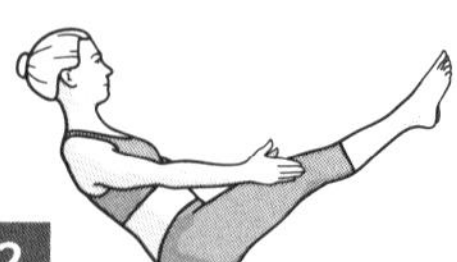

Boot

1. Den Langsitz mit gestreckten Beinen einnehmen und die Fußspitzen heranziehen. Den Oberkörper aufrichten. Dann die Beine anwinkeln, mit den Händen die Kniekehlen greifen und die Füße vom Boden lösen. Dabei den Oberkörper leicht nach hinten neigen.
2. Die Arme lösen und auf Schulterhöhe nach vorn strecken. Gleichzeitig die Beine strecken. Der Oberkörper bildet mit den Beinen eine V-Position. Die Beine schließen und die Fußinnenkanten und die Knie zusammendrücken. Das Brustbein anheben, damit der Oberkörper gestreckt bleibt.

Tipp: Eine weniger intensive Variante ist das halbe Boot. Dabei bleiben die Knie gebeugt, sodass die Unterschenkel parallel zum Boden ausgerichtet sind.

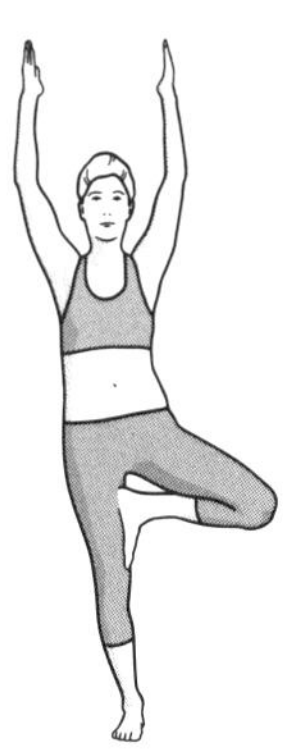

Baum

Im aufrechten Stand das Gewicht auf ein Bein verlagern. Die Fußspitze des anderen Beins aufstellen und das Knie nach außen drehen, sodass die Hüfte geöffnet ist. Die Handflächen vor dem Brustbein aneinanderlegen. Die aufgestellte Fußspitze langsam lösen und den Fuß mit der Fußsohle an die Oberschenkelinnenseite des anderen Beins legen. Fuß und Oberschenkel drücken gegeneinander, um Stabilität aufzubauen. Die Arme nach oben strecken.

Blitz

1. Im aufrechten, hüftbreiten Stand das Gewicht auf beiden Füßen gleichmäßig verteilen. Die Wirbelsäule in die Länge strecken. Das Brustbein anheben und die Schulterblätter sanft nach hinten unten ziehen. Den Kopf mittig ausbalancieren. Die Arme befinden sich an der Körperaußenseite.
2. Die Knie beugen und den Körper absenken. Die Arme dabei über vorn nach oben neben die Ohren führen. Die Schulterblätter aktivieren und nach unten absenken, um die Schultern weit von den Ohren wegzuziehen. Den Abstand zwischen den Knien beibehalten.

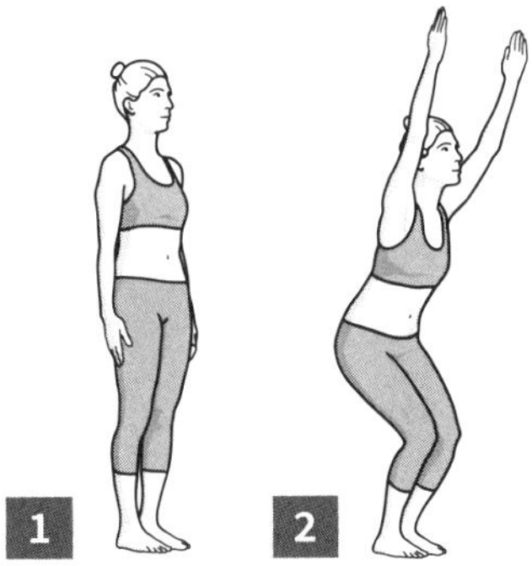

Dreibeiniger Hund

1. Im herabschauenden Hund das Gesäß weit nach hinten oben schieben, sodass Oberkörper und Beine ein umgedrehtes V bilden. Die Fersen bleiben auf dem Boden. Die Beine strecken und die Sitzbeinhöcker nach oben und außen schieben. Den Rücken strecken und das Brustbein Richtung Knie schieben. Den Nacken entspannen.
2. Ein Bein langsam gestreckt nach oben anheben, dabei den Hüftknochen zur Seite rotieren, sodass das Becken aufdreht. Die Schultern bleiben stabil. Das andere Bein bleibt gestreckt.
3. Das Knie des gestreckten Beins beugen und weit nach oben schieben. Die Ferse zieht zum Gesäß. Schultern und Standbein bleiben weiterhin stabil und gestreckt.

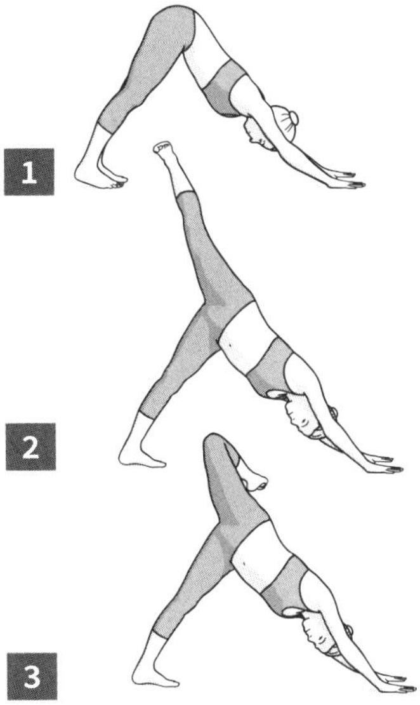

Krieger

1. Mit einem Fuß in einen tiefen Ausfallschritt nach vorn steigen und die Hände rechts und links des vorderen Fußes platzieren. Das hintere Bein ist gestreckt und die Fußspitze aufgestellt. Den Rücken strecken.
2. Den Oberkörper mit langer Wirbelsäule aufrichten, sodass die Schultern über den Hüften stehen. Die Arme dabei über die Seiten gestreckt nach oben führen. Das Brustbein anheben und die Schulterblätter sanft nach hinten unten ziehen. Beide Hüftknochen nach vorn und das Knie des aufgestellten vorderen Beins über dem Sprunggelenk ausrichten.

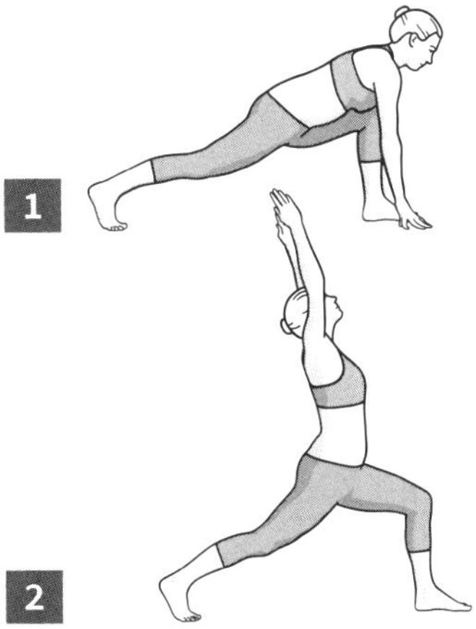

Übungsregister